減醣・好油・綠拿鐵

四階段減醣步驟，3個月瘦14公斤，
三餐最方便迅速、能量滿分的飲食計畫

曾心怡（花花老師）・廖書嫻
著

常常生活文創

減醣・好油・綠拿鐵

四階段減醣步驟，3個月瘦14公斤，三餐最方便迅速、能量滿分的飲食計畫

作　　者	曾心怡（花花老師）・廖書嫻	法律顧問	浩宇法律事務所
責任編輯	林志恆	總 經 銷	大和書報圖書股份有限公司
封面設計	林家琪	電　　話	02-8990-2588
內頁設計	詹淑娟	傳　　真	02-2290-1628
攝　　影	廖柏丞		
		印刷製版	龍岡數位文化股份有限公司
發 行 人	許彩雪	初版一刷	2019年11月
總 編 輯	林志恆	定　　價	新台幣399元
行銷企畫	黃怡婷	I S B N	978-986-98096-2-7
出　　版	常常生活文創股份有限公司		
E-mail	goodfood@taster.com.tw		版權所有・翻印必究
地　　址	台北市106大安區信義路二段130號		（缺頁或破損請寄回更換）
電　　話	02-2325-2332		

讀者服務專線　02-2325-2332
讀者服務傳真　02-2325-2252
讀者服務信箱　goodfood@taster.com.tw
讀者服務網頁　http://www.goodfoodlife.com.tw

國家圖書館出版品預行編目(CIP)資料

減醣.好油.綠拿鐵：四階段減醣步驟,3個
月瘦14公斤,三餐最方便迅速、能量滿分
的飲食計畫 / 曾心怡作. -- 初版. -- 臺北
市：常常生活文創, 2019.10
面；　公分
ISBN 978-986-98096-2-7(平裝)

1.健康飲食 2.食譜

411.3　　　　　　　　　　108017771

FB｜常常好食

網站｜食醫行市集

減醣路上最好的幫手

　　因為減醣飲食瘦了6公斤的我，跟花花老師在討論低醣生酮的節目上認識。原以為減醣只是不吃澱粉不吃糖，在錄影的討論中才清楚原來減糖有這麼多應該要注意的地方！

　　真正開始了解「減醣飲食」之後，更加覺得這是一個很棒的生活態度，因此和花花老師一起合作了一季的You Tube節目《百花琪Fun 減醣教室》，希望可以透過正確的資訊傳播，讓更多人可以吃飽、吃好、又能夠得到健康，維持美好的體態！

　　每次錄製節目的過程，都讓我更加清楚「減醣飲食」的運作方式以及許多寶貴的知識！

　　「原來脂肪很重要，不能怕喝油！」

　　「原來胰島素才是我們瘦不下來的元兇！」

　　「原來血糖的控制這麼的重要！」

　　熱愛學習新知識的我，總是期待每一次的錄影，更是期待將新影片上傳與大家一同分享後，能夠幫助更多的朋友正確執行「減醣飲食」！

　　真的太開心花花老師將這兩年半自己輔導許多人達成健康美好身材，以及怎麼正確吃好吃飽的方式，整理成文字付梓，這一本《減醣好油綠拿鐵》將減糖的原理、執行方式，以及常犯錯誤解釋得很清楚，透過這樣吃好、吃飽、健康的飲食態度，得到完美的體態與身形。

　　還對「減醣飲食」採取觀望態度的你，一定要買這本書，讓你一次就懂什麼是「減醣飲食」。

　　已經執行「減醣飲食」的你，更是要買這本書，讓你正確執行不犯錯，得到健康還賺到好身材！

　　我大力推薦花花老師的這本「減醣好油綠拿鐵」，相信這本書一定會是你減醣路上最好的幫手！

知名演員　陸元琪

驚琪隊長陸元琪 You Tube 頻道　　陸元琪臉書粉絲專頁

享受好油、享受健康、享「瘦」好身材

很多朋友都以為，花花十分輕鬆的執行減醣低醣飲食，在3個月瘦下14公斤、一年內體脂肪從38%降到18%，並且長期維持好體態，偶爾運動還可以秀個馬甲線！

事實不然，在執行減醣、低醣飲食這兩年半以來，我經歷過營養不足的掉髮、荷爾蒙失調的經期不順、執行成低卡飲食導致基礎代謝下降、肌肉流失，甚至還因此而復胖！該走的冤枉路──我一個都沒少！

幸運的是我身邊有著專業的謝旺穎醫生、郭漢聰醫生、醫技專業的廖書嫻理事長，以及中華低醣生酮推廣協會「酮花」班輔導員們的支持，透過定期抽血檢查以及醫生的專業診斷，幫助我在減醣、低醣的路上能夠隨時調整，回到正確的執行方式！

減醣飲食看似簡單，但還是有一些必須注意的細節！

1. **堅持一定要吃好**：尤其是透過大量蔬菜攝取得到充足營養素，才能維持身體正常運作，避免因為營養不足而掉髮、皮膚變差、甚至是經期不順的狀況。

2. **堅持一定要吃飽**：很多人以為減醣就是「不吃糖跟澱粉」，但卻忘了減少的熱量要用優質的蛋白質以及脂肪來補充。若是以「低卡飲食」的方式執行，將導致基礎代謝率下降、肌肉流失，甚至賠上健康，得不償失。

3. **攝取優質油品**：很多人透過吃肥肉、或是正宗防彈咖啡（奶油加椰子油）的方式來補充油脂，但過多飽和脂肪的攝取，導致健檢數字亮紅燈。

因此我在本書邀請中華低醣生酮推廣協會廖書嫻理事長來介紹油品，透過瞭解脂肪的重要性以及不同的種類，均衡攝取各種好油來幫助身體的修復。

再透過花花老師為減醣、低醣的朋友設計「蛋白質與油脂分開攝取」的方式，讓蛋白質的攝取豐富具變化性，並使用本書介紹「綠拿鐵」、「火箭飲料」、還有小零嘴「脂肪炸彈」的方式，讓油脂的攝取變得均衡而多元。

4. **不是不吃醣類，而是「選擇優質醣類」**：盡可能不吃升糖指數高的精緻醣類「白飯、

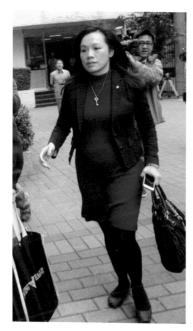

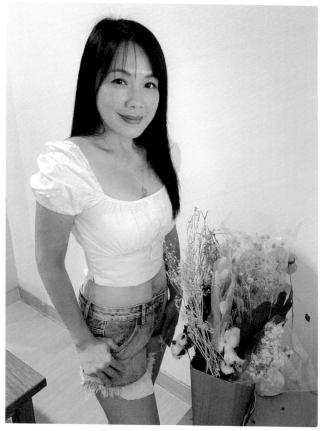

白麵、白麵包」，用升糖指數低的糙米、雜糧麵包，甚至是馬鈴薯、芋頭、山藥等等食物來取代！

5. 吃對順序「蔬菜、蛋白質、醣類」：透過吃對順序，維持飲食過程中血糖的穩定！

6. 吃對方式：增加適量優質的脂肪在你的飲食中，特別是加在「綠拿鐵」裡面，不但可以穩定血糖，還可以幫助脂溶性維生素的吸收，甚至延緩綠拿鐵氧化的速度！不但如此，將「優質醣類」，例如馬鈴薯與橄欖油搭配食用，可以有效控制升糖速度！

很多人對於將「脂肪以及蛋白質分開來攝取」的方式總不得其門而入，因此我在一年半前開始推廣「好油綠拿鐵」，一開始很多朋友光是聽到蔬果昔就避之唯恐不及！但自從嘗試過我打的好油綠拿鐵後，就真心愛上開始一天一杯！甚至在我的社團中還有各式各樣不同「好油綠拿鐵」的不敗配方分享！

對於忙碌的上班族，隨手一杯綠拿鐵可能真的過於奢侈，所以我還設計了「火箭飲

料」，讓大家可以簡單輕鬆的補充好油不負擔。最後再加上方便簡單的「自製醬料」以及「脂肪炸彈」，讓你的減醣生活可以輕鬆享受的補充好油！

特別是許多素食朋友時常問我：「素食如何減醣？」我設計的減醣好油綠拿鐵絕對是素食朋友的減醣好幫手！

希望透過這本書，讓大家輕鬆了解脂肪的重要性！

希望透過這本書，不要再害怕脂肪！

希望透過這本書，讓大家享受好油、享受健康、還能享「瘦」好身材！

新加坡政府即將在2020年成為世界第一個禁止含糖飲料在媒體廣告出現的國家！越來越多關於「糖」如何危害身體健康，加速老化、提高三高以及糖尿病患比例，甚至是胰臟癌元兇的研究報告，前陣子《蜜糖謊言》更是揭露了四十年來，製糖業如何技巧性規避了他們所面臨的威脅。肥胖、糖尿病、心臟病發病率暴增之際，醫師正忙著治療第一代脂肪肝兒童。未來，「我們只是吃得太多」的老話，已經無法遮掩糖對人體其實是毒的事實。

為了健康、為了下一代的幸福！讓我們一起開始「減醣飲食」，運用花花在書中為亞洲華人設計的「減醣四階段執行法」，讓我們可以更輕鬆、更享受地為自己的健康努力、為身體把關！

僅以此書獻給一路上陪伴我推廣「正確減醣飲食」方式的所有朋友，因為你們的努力與見證，將會讓越來越多的家人與朋友因此受惠！

曾心怡

花花的低醣好油生活 youtube 頻道：
https://reurl.cc/9WVOd

減醣天后花花享瘦身 IG：
https://reurl.cc/qpkdg

花花的低醣生酮世界粉絲專頁：
https://reurl.cc/A9yEj

跟著花花輕鬆減醣生酮社團：
https://reurl.cc/kplNd

減醣好油手作便當社團：
https://reurl.cc/4lQ5v

輕鬆減醣，吃出好身材，用聽的減醣課程
https://jinfm.net/channel/28

減少醣類攝取的同時，
也要增加優質油脂

在推廣低醣生酮飲食的路上，我常聽到朋友這麼說：「低醣生酮！喔，就是那個生酮飲食啊！聽說還不錯，我也想試試看，但要怎麼做呢？」

越來越多人可以接受減少生活中的醣類攝取，來達到低胰島素水平，不再囤積多餘脂肪的目的。但是光是減少醣類（醣＋澱粉，又稱淨碳水）攝取，往往造成每日攝取熱量不足、容易肚子餓、掉髮疲倦等不舒服的狀況。如何解決這樣的不適呢？我們得在減少醣類攝取的同時，增加優質油脂的食用量。不但提供足夠的熱量，讓我們有飽足感之外，脂肪還是身體細胞在新生、修復時必須的原料，更可以促進新陳代謝，好處多多。

可是，一說到要多吃好油，對許多人而言，就是一件非常痛苦的事情。「聽起來就好油啊！」「不會阻塞血管嗎？」「我知道有許多好處，但我就是吃不下去」……無數的阻礙，讓人明知道「低醣生酮飲食」的好處，卻仍然舉足不前。

好在，我身邊就是高手多，我總是能遇到聰明的美女老師，與我們一同在「低醣生酮飲食」這條路上，劈開荊棘，斬去阻礙！

這本書，就是在這樣的困境下，透過花花老師的智慧誕生了！除了簡單的介紹脂肪對於我們的重要性外，這本書彙集了我與花花老師為了讓我們聰明又輕鬆的攝取足量油脂，所設計的飲品食譜，一起來一杯好油綠拿鐵吧！

中華低醣生酮推廣協會理事長 廖書嫻

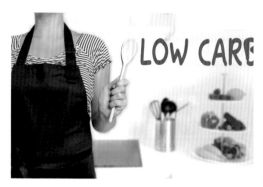
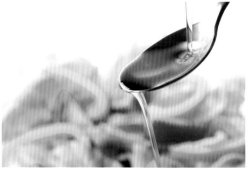
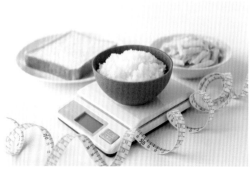
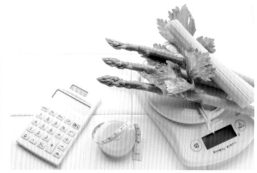

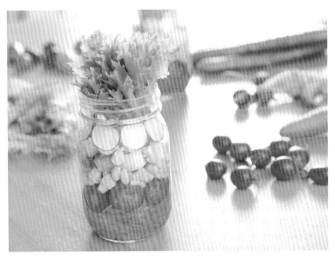

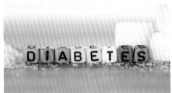

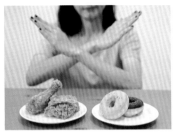

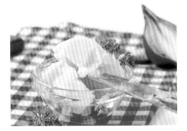

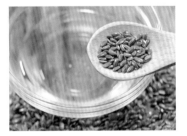

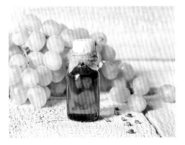

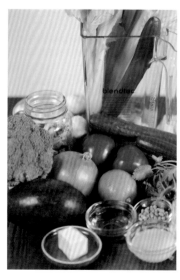
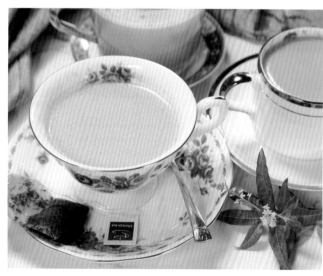

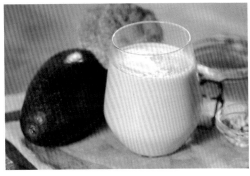
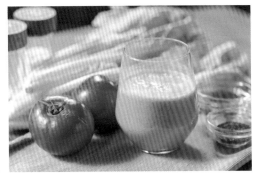
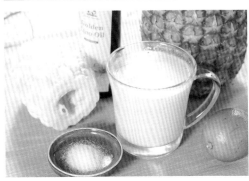
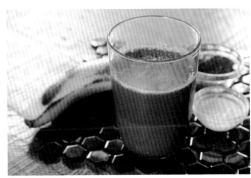

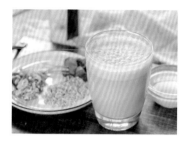
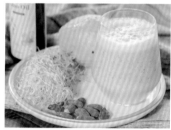
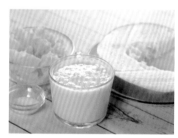
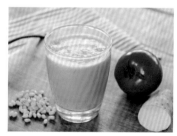
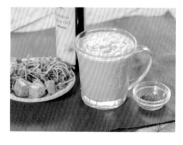

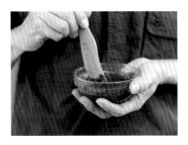

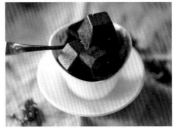

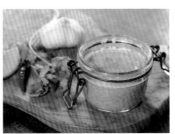

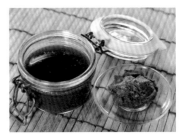

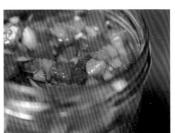

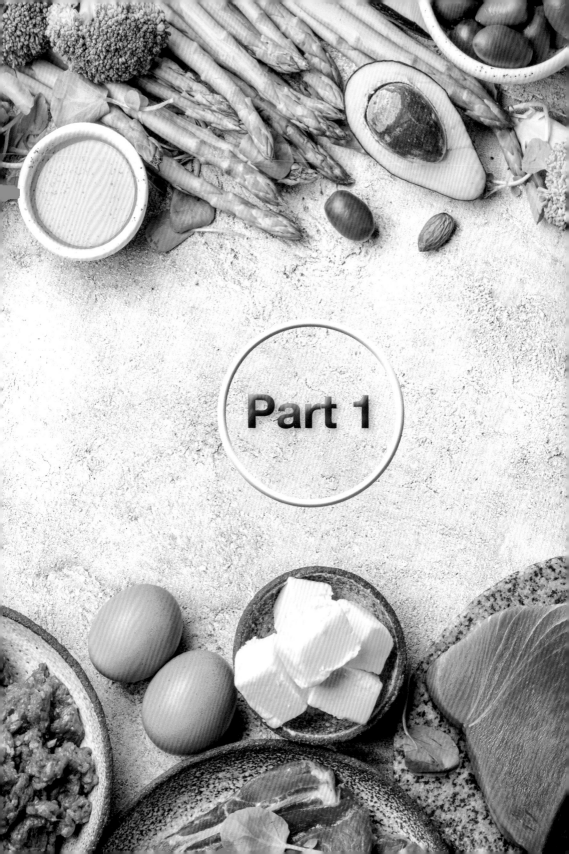

Part 1

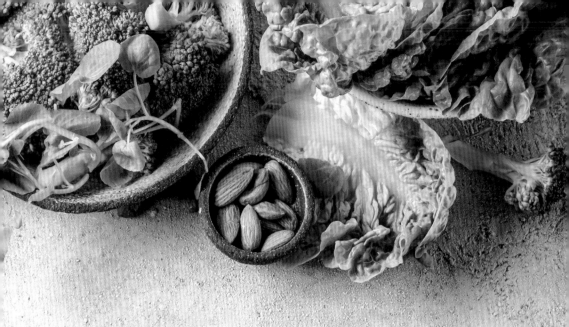

減醣、好油，
讓你輕鬆享受窈窕、
享受健康

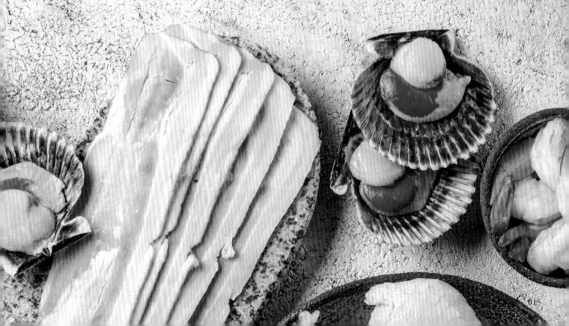

Chapter 1

為什麼飲食
要戒糖、低醣、高脂

低醣高脂飲食（LCHF），瑞典、日本正流行

瑞典是第一個擁抱低醣高脂（LCHF，Low Carb High Fat）飲食方案的西方國家。早在 2005 年，瑞典人民就開始對於低醣高脂飲食法無比的熱衷，在瑞典獨立衛生技術評估委員會（Swedish Council on Health Technology Assessment）於 2013 年 5 月 31 日前審查了 16,000 項研究之後，改變了飲食建議，成為第一個拒絕接受流行的低脂飲食教條，轉而支持將低醣高脂（LCHF）飲食建議制定為國家膳食營養指南的西方國家。

獨立委員會成員佛雷德里克教授（Prof. Frederik Nystrom）表示：「將近來相關科學研究一字排開，你可以發現我們對脂肪莫名深層的恐懼是沒有根據的，你不會因為吃含有脂肪的食物而變胖。」

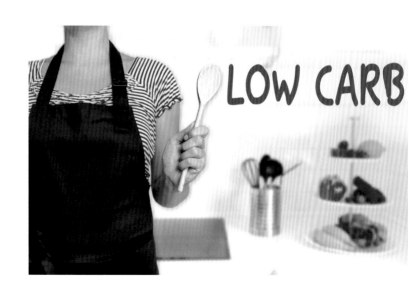

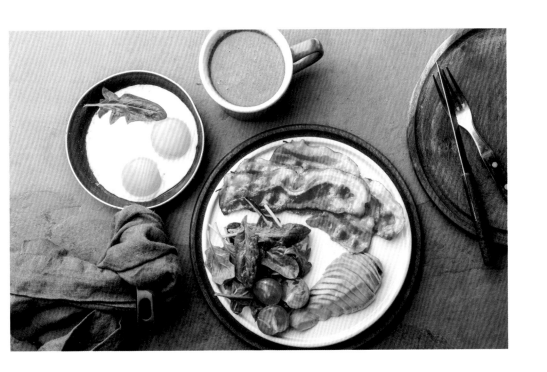

變胖元兒是醣，而非脂肪

委員會還發現碳水化合物不但直接造成血糖上升並導致發胖，還間接造成胰島素過剩以及三酸甘油酯的提高，最終導致糖尿病。知名的瑞典醫師安卓雅（Dr. Andreas Eenfeldt）在自己的部落格表示：「多吃脂肪會讓人感到滿足，不會之後每五分鐘就想要進食；相反的，你不會因為喝一杯可樂或者吃了一份聲稱低脂的含糖優格就獲得飽足感。政府一直以來將大眾的肥胖歸咎於缺乏運動是不對的，運動固然很重要也很好，但真正影響體重的關鍵還是在於飲食。」

日本厚生勞動省在 2002 年的糖尿病調查結果顯示，約六分之一的成年人可能是糖尿病患者或潛在患者，並在 2008 年開始在有政府投資的鳥越製粉公司，進行「低醣值麵粉」的開發，並在 2016 年開始在羅森便利商店販售「低醣質麵包」，2018 年這個「低醣質麵包」在羅森便利商店達到 300 億日元營業額的佳績！

不單如此，便利商店、超市、賣場，隨處可見「低醣質」商品，從點心、主餐、麵點……應有盡有！不得不說，日本真的是「低醣飲食」執行者的夢幻國度！

減醣的同時，也需要搭配增加好油攝取

減醣飲食不就是減少醣類的攝取，跟增加好油攝取有什麼關係呢？

很多朋友以為減糖飲食就是「減少醣類」攝取，所以減醣應該就可以瘦下來不是嗎？其實不然。初期你可能會瘦得很快，這並不是「減醣飲食」的功效，而是低卡飲食的效果！

以一般成年女性來舉例，通常一天會吃 200 克左右的碳水化合物，以最基礎的減醣 100 克來比較，一天少了 100 克的醣類攝取，也就是少了 400 大卡的熱量！熱量攝取變少，當然是會瘦下來。

低卡飲食的副作用

但「低卡飲食」的副作用會慢慢開始出現：

低卡飲食在一到兩個月後體重減少的速度變慢。這是因為執行低卡飲食一段時間之後，你的基礎代謝率也會下降，因此如果你想要更瘦，就需要攝取更低的卡路里，但通常強烈的飢餓感會讓你無法持續，因此低卡飲食復胖機率非常高！

低卡飲食導致營養不良，身體出現狀況。低卡飲食會讓你的營養素不足，因此身體會開始減少一些不必要的營養供給，例如：頭髮，因為頭髮對人體存活的運作並不重要，因此很多人在執行低卡飲食一段時間，就會開始有髮質改變、甚至是掉髮的狀況發生！

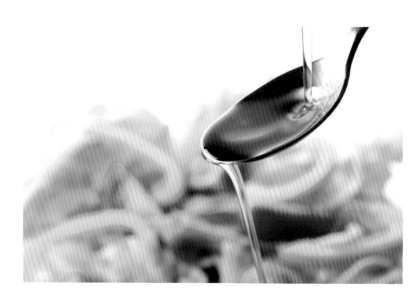

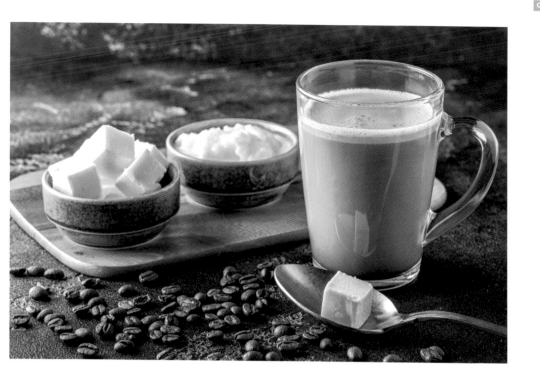

更嚴重的甚至會影響荷爾蒙，女性會開始有月經不順，甚至是停經的狀況！

因此，強烈提醒大家執行減醣飲食的時候，一定要注意總熱量的攝取，適量的增加蛋白質以及油脂的攝取，特別是脂肪的部分，我們的身體需要優質的脂肪來提供細胞修復以及運作。

增加油脂的優點

增加油脂攝取有以下優點：

1. **增加飽足感**。油脂提供較高的飽足感，可以讓你不會一直感到饑餓、嘴饞、想吃東西！

2. **維持身體的健康平衡**。增加脂肪的攝取，可以補充人體所無法製造的必需脂肪酸，它能提供身體重要的修復及運作，因此對身體來說這些油脂的重要性等同於營養素！

所以減醣的你，絕對不能忽視增加脂肪攝取的重要性！

糖是百病之源

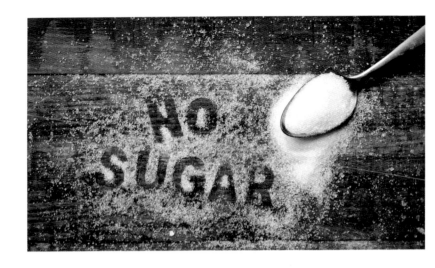

　　糖不僅會引起發胖、皮膚老化，還會導致內分泌失調、身體炎症加重，更是高血糖、糖尿病的元兇，不但如此還會影響你的情緒，因此真心建議大家從戒「糖」開始做起！

戒糖五大絕招

　　但戒糖真的沒有想像中簡單，因為糖出現在你生活的周遭，此時「戒糖」絕招就非常重要了！

1. **注意加工食品的營養標示。**加工食品通常會添加糖來增加適口性，因此購買時檢查「營養標示」是非常重要的關鍵。

2. **吃飽飯。**人體在飢餓的時候，會特別想吃糖，因為糖可以很快速地提供能量，因此攝取優質正確的食物，增加飽足感，可以幫助你控制對糖的渴望。

3. **飲料的替換。**不再購買含糖飲料，自己泡各式花草茶、手沖咖啡……只要是無糖天然的飲料，都是很好的選擇！

4. **自己做飯。**外食、加工品時常會有隱藏性的碳水，因此建議大家可以試著自己做飯，不但可以減少隱藏性糖的攝取，自己做最健康也最安心！

5. **購買優質的零嘴。**現在市面上有一些無糖的零嘴，例如：小魚乾、85% 以上的巧克力、海苔、堅果、鮪魚罐頭、鱈魚肝罐頭、沙丁魚罐頭……讓這些零嘴幫助你度過嘴饞的時光吧！

什麼是「醣」，什麼是「碳水化合物」？

簡單說，醣＝碳水化合物。

醣類主要的組成化學元素是碳、氫、氧。基本化學結構式為 Cm（H2O）n，由於氫與氧的比例是 2:1，與水的化學式相同，故俗稱碳水化合物，碳水化合物也就是醣，包括糖、澱粉、膳食纖維都是。

糖

舉凡所有吃起來甜甜的食物，都含有「糖」。所以黑糖、白糖、赤砂糖、海藻糖、珍珠糖、果糖、乳糖……通通都是糖。沒有「比較好的糖」，糖就是糖，進了身體都是會變成葡萄糖！

再來就是吃起來明顯是甜的食材也會含有糖，例如：水果、玉米、地瓜……

很多人會問我：「水果裡面是果糖，對身體比較沒有負擔耶！」

實際上果糖會跳過肝臟管制途徑，直接進入下游的新陳代謝，相對容易合成三酸甘油酯，亦即更快形成體脂肪。因此我會建議大家可以少量吃一些不甜的水果，例如芭樂、大番茄；或是抗氧化高對身體很好的水果，例如藍莓、莓果類。但只要是水果，還是建議大家少量攝取。

至於地瓜、玉米、洋蔥……吃起來有甜的「原形食物」，因為他們不單單只有糖，還有膳食纖維，以及豐富的營養素，這部分我會建議大家不要因噎廢食，看到糖就開槍！依然可以減少份量適量食用。

澱粉

澱粉可能是大家比較生疏不了解的一塊。記得小時候做過的實驗嗎？將碘酒滴進食物裡，只要會變成「藍紫色」就表示含有「澱粉」！

我會把澱粉分成精緻澱粉跟原形食物（優質碳水化合物）兩塊。

精緻澱粉。就是三白：白飯、白麵條、白麵包，以及所有用白麵粉製作的點心，包含零食、蛋糕、甜點……。由於精緻澱粉裡很單純的就只有澱粉，其他維生素、礦物質，甚至是膳食纖維都沒有了，建議大家不要攝取這樣的食物。

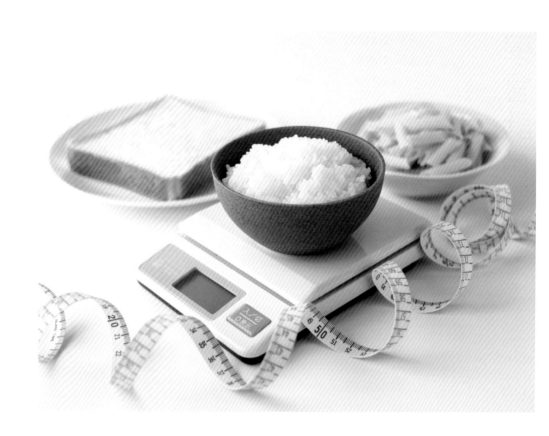

原形食物（優質碳水化合物）。將我們每天吃的碳水化合物留給優質的原形食物，原形食物不單單只有澱粉，還有豐富的維生素、礦物質、膳食纖維，可以給我們身體充份的營養來源！因此再提醒大家一次，建議大家不要因噎廢食，依然可以減少份量適量食用！

膳食纖維

膳食纖維是指不能由人體消化道酶分解的植物原食物成分。膳食纖維能夠改變胃腸道內物質的性質，改變其他營養物與化學物質的吸收方式。

膳食纖維有什麼益處呢？

膳食纖維可以提供飽足感，讓你的低醣生活可以不覺得空虛（肚子餓），而且膳食纖維可以幫助消化。建議國人每日膳食纖維攝取在20~30 克（國人的膳食纖維普遍攝取不足）。

學會計算淨碳水化合物

還是再次提醒大家，減醣飲食減少澱粉類食物攝取時，也同時降低了膳食纖維的攝取，因此進行減醣飲食一定要多吃深綠色蔬菜，補充膳食纖維才健康。

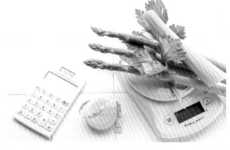

超重要的一點，減糖飲食只減掉糖以及澱粉。我們減醣的時候，減的並不是所有的醣，只減掉糖和澱粉，所以你要開始減醣，請注意學會計算淨碳水化合物。

一般來說，營養標示通常會有碳水化合物、糖、膳食纖維，因此「淨碳水化合物＝碳水化合物 - 膳食纖維」，這個數字也會等同「澱粉＋糖」。

但營養標示通常不會列澱粉，所以建議大家使用「淨碳水化合物＝碳水化合物 - 膳食纖維」這一個公式！

挑選減醣食材心法

在這裡教大家幾個挑選減醣食材的心法：

- 你一定要學會怎樣計算淨碳水化合物，才知道會不會超過你當日設定的低醣量（你的設定可能是 100 克 \60 克 \20 克）。

- 如果沒有糖量標示，建議你就將碳水化合物直接當作淨碳水化合物，但還是雞婆提一下，現在的食品標示法規規定食品標示一定要有糖量標示，因此表示該廠商不符法規，你可能要稍微質疑一下這個廠商。

- 若沒有膳食纖維標示，建議你直接當作零膳食纖維。

- 確認成分。若是成分中有太多不認識的化學名稱，建議還是少吃為妙。

- 要知道主要成分是否為低醣應該避免的食材，例如牛奶含有乳糖，若是主成份為牛奶，你就知道這商品的乳糖量可能不低。

- 如果你真的搞不清楚、查不到資料，但又很想吃，也可以到花花老師社團發問，我一定想辦法幫你找到答案。

跟著花花輕鬆體驗減醣生酮社團：https://reurl.cc/kplNd
減醣好油手作便當學堂社團：https://reurl.cc/4lQ5v

兒童更需要減醣好油

根據台大醫院精神科醫師高淑芬在 2007 年針對國內 3600 名小一到國三學生的調查，ADHD（注意力不足過動症）盛行率達 7%，每班平均有 2-4 名，比例不低。這數字甚至有連年攀升的現象！

我的二兒子小樹，學齡前讀的是蒙特梭利系統的學校，老師只會說他真的專注力較其他孩子時間短，但也沒特別狀況！直到上小學後老師一直跟我反應：「他上課會起來走動，無法專心聽老師上課！」我才帶他去做了評估，醫生覺得他的狀況沒有嚴重到要用藥，於是建議可以使用一些認知行為治療的方式，但效果真的很有限……

那時我正開始執行減醣高脂飲食，剛好跟謝旺穎醫生以及中華低醣生酮協會廖書嫻理事長討論到這件事，他們建議我可以從「戒糖」開始，漸進式的「減醣」，我從不給他吃甜食、加工食品、白飯、白麵、白麵包開始執行，才短短一週，老師就打電話給我跟我反應：「他明顯可以專心聽老師講課，而且上課起來走動的狀況也有改善！」我與老師分享，這應該就是他目前執行「減醣」飲食的效果，老師也很配合地幫忙控制他午餐的「糖＆醣」量，若是有孩子分享的糖果，替換成一些小包的堅果。

執行減醣之後，他大概有幾個明顯的改變：

- 成績從一開始的慘不忍睹，一直到二年級下學期可以在課堂上輕鬆了解九成的學習。

- 在數學的理解力上表現特別好。

- 這兩年長高的速度明顯變快。

- 可以專心看著人的眼睛說話。

- 能夠明確執行大人交付的工作。

- 不再容易尖叫發脾氣！

實際上我並不是第一個給孩子進行減醣飲食的案例，在日本的「三島塾」已經執行減醣高脂飲食多年，很多過動的孩子都得到很大的改善，並且有效率的學習，在升學考試上得到極佳的表現！甚至是在體重管理、以及兒童心臟病有很好的改善效果。

若是你想要讓你的孩子專注力更好、精神更好、讀書效益更高！不妨嘗試著跟孩子溝通從「戒糖」開始，漸漸地減少「醣」的攝取，相信你很快就可以看到令人驚豔的改變！

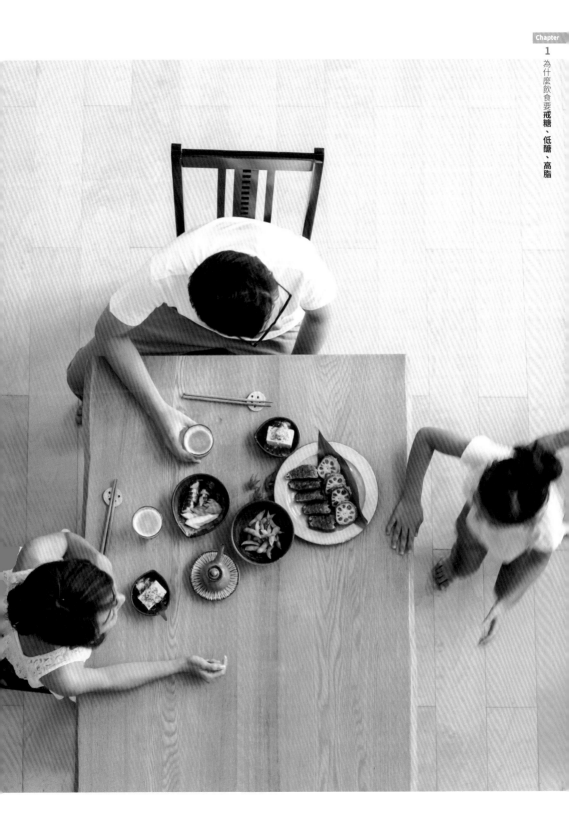

Chapter 2

脂肪跟你想的不一樣

文 / 中華低醣生酮推廣協會理事長　廖書嫻

脂肪在體內的運作方式

　　人類透過飲食，得到足以讓我們生存、新生、修復、調節身體的所有原料，包含醣類、蛋白質、脂肪、維生素、礦物質及水分。當食物從口腔進入，經過消化道的磨碎、分解及吸收後，不同於食物中的碳水化合物及蛋白質，大多數的膳食脂肪在消化道中由大分子乳化成小分子，在小腸中則透過淋巴管吸收供身體利用。

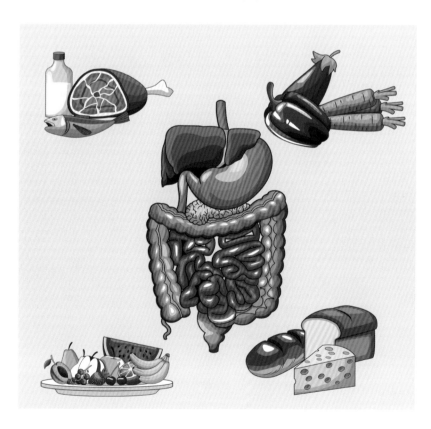

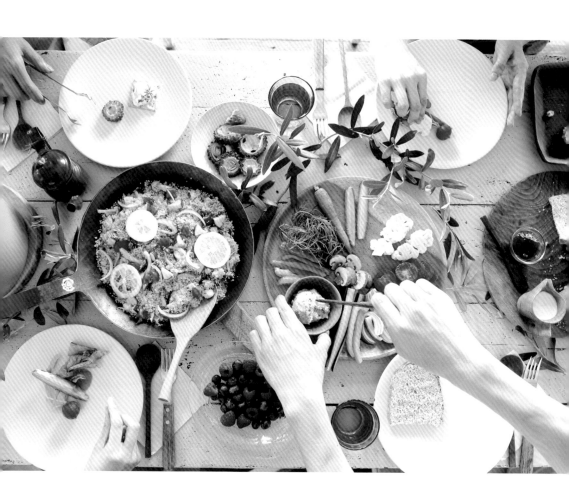

	碳水化合物	蛋白質	脂肪		
			短鏈脂肪	中鏈脂肪	長鏈脂肪
起始消化器官	口腔	胃	十二指腸		
最小單位	單醣	氨基酸	短鏈脂肪酸	中鏈脂肪酸	長鏈脂肪酸
吸收	小腸絨毛 血管	小腸絨毛 血管		小腸絨毛 血管	小腸絨毛 淋巴管
攜帶營養素 的物質	水	水		水	乳糜微粒
首先利用 的器官	肝臟	肝臟		肝臟	心臟

脂肪酸的結構

脂肪透過腸胃道消化，被分解成的最小單位稱為脂肪酸。脂肪酸依照結構鏈的長短，又可分為：

短鏈脂肪酸：非從人體攝食取得，而是腸道細菌發酵而來，包括乙酸、丙酸、異丁酸、丁酸等。

中鏈脂肪酸：是一種飽和脂肪酸，包括辛酸、月桂酸等，能夠快速地被肝臟利用，產生能量，供給我們的大腦及全身使用。天然食物中，椰子油、奶類都含有中鏈脂肪酸。

長鏈脂肪酸：長鏈脂肪酸則成為細胞膜的原料，維持細胞的柔軟度。其中 Omega 3 及 Omega 6 脂肪酸會轉換成荷爾蒙及激素，啟動身體的免疫反應，達到保護的作用。長鏈脂肪酸最常存在於豬油、牛油之中。

必需脂肪酸與非必須脂肪酸

脂肪酸依照人體是否可以自行合成，還可以分為：

必需脂肪酸：人體無法自行合成的脂肪酸種類，得從食物中攝取才能得到，像是 Omega3 族群中的 α - 亞麻酸及 Omega 6 族群中的亞油酸。

非必需脂肪酸：可透過身體中的原料自行合成，像是飽和脂肪或是 Omega 9 脂肪酸族群。

脂肪酸最後在人體轉換的形式和能量

脂肪酸在腸胃道吸收後，會被合成膽固醇、磷脂、游離脂肪酸、及三酸甘油酯，跟隨著血流到全身，肩負身體健康所不可或缺的功能。

膽固醇：細胞膜、荷爾蒙及膽鹽的原料。

磷脂：細胞膜的原料，讓體內脂質溶於水，以及協助葡萄糖、電解質、二氧化碳進出細胞。

游離脂肪酸：可以立即被身體利用的能量。

三酸甘油酯：可被儲存在肝臟及脂肪中的脂肪模式，成為備用能量。當要被作為能量使用時，會分解成游離脂肪酸進入血液中。

脂肪對身體細胞的重要性

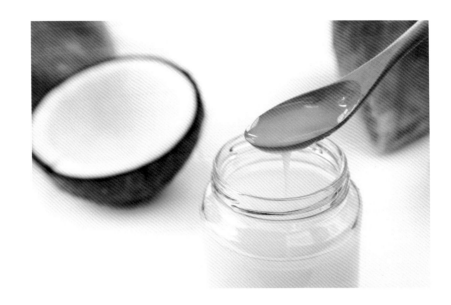

我們不斷強調，脂肪是我們身體不可或缺的營養素及原料，為什麼這麼說呢？

以人體的組成比例來看，人體約 60% 是水份、18-20％是蛋白質、15-18% 是脂肪、2% 是碳水化合物，其他則是維生素、礦物質及些許的有機物質。你想看看，人體將近 20％是由脂肪構成的，你能說脂肪對你不重要嗎？

脂肪的功能

換個角度，讓我們以脂肪的功能來看：

· 油脂是最有效率的能量來源。優質的油脂在轉換成能量的過程中，是非常有效率且充足的，因為 1 公克油脂能產生 9 大卡的能量，是醣類及蛋白質的 2 倍。

· 好的脂肪酸越豐富，細胞膜就越柔軟。我們身體是由 30-60 兆個細胞所構成，而每個細胞的細胞膜都是由脂肪酸所構成的，有了好的脂肪酸，細胞內外的營養素及訊息傳遞也會更順暢。

· 攝取脂肪可以促進皮脂分泌，使肌膚年輕。皮脂由皮脂腺分泌，主要功能是為了保護肌膚、抑制皮膚表面水分蒸發、滋潤角質層，形成不被細菌感染的防護膜。

‧ 脂肪可以幫助脂溶性維生素及植化素的吸收。像黃綠色蔬菜富含豐富的維他命 A，如果沒有跟油脂一起烹調，或是與富含油脂的食物一起食用，維他命 A 的吸收就會收到限制，較難吸收。而茄紅素、辣椒紅素、葉黃素等等對身體極為有益的植化素，和油脂一起時，吸收率也會更好。因此花花的減醣好油綠拿鐵，建議大家在綠拿鐵中增加好油，就是一種可以提高營養吸收得好方式。

‧ 脂肪酸能轉化為荷爾蒙及激素，負責調節身體的運作，以及細胞與細胞之間的訊息傳遞。

‧ 一旦身體習慣於燃燒脂肪，產生酮體後，酮體還能啟動身體中的長壽基因 Sirtuin 3，幫助身體抗老化，更能當作身體的抗氧化劑，幫助對抗自由基，真的是好處多多。

‧ 脂肪酸構成的磷脂質，是構成大腦中重要的神經傳導物質。可以改善腦內神經傳導機能，預防失智症。

‧ 阿茲海默症起因於大腦的胰島素阻抗，因此，大腦無法順利利用葡萄糖當作能量來源。分解脂肪所產生的酮體，可以替代葡萄糖為神經細胞供應能量，使神經細胞的功能得以恢復正常。所以可以改善大腦的認知機能，有效預防、修護失智。

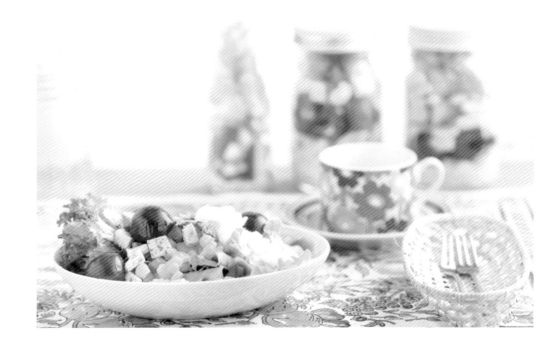

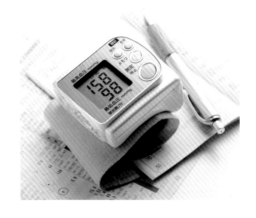

脂肪讓你變胖、增加三高的風險，是真的嗎？

其實三高疾病的元兇，原來不是脂肪，而是糖與碳水化合物。

你有聽過這樣的統計嗎？半數以上患有心臟病的住院病人，都有正常的膽固醇水平。而約半數出現高膽固醇現象的人，心臟及其他方面都是正常的。

醣類經過代謝變成葡萄糖，用不完的葡萄糖，會轉換成三酸甘油酯儲存到脂肪細胞中。因此，當血糖失控，長期處在高血糖的狀況下時，三酸甘油酯的水平也就漸漸跟著上升了。

而過多的葡萄糖會黏在身體的蛋白質上，除了使該蛋白質失去原有的功能外，更使得蛋白質乍看之下改變了結構，變成了免疫系統陌生的攻擊對象。當身體受損時，肝臟增加製造膽固醇來修補受損的細胞，因此，就看到總膽固醇水平也跟著上升了。

再者，現今的高葡萄糖飲食，除了導致慢性代謝性疾病的普及，更衍生出不計其數的糖尿病病例。甚至，連令人聞之色變的阿茲海默症，也將被歸類為糖尿病的範疇。

三高疾病的元凶真的不是脂肪，而是我們平日攝取過多的精製糖及精緻碳水化合物。相信我，只要減少 1/3 的攝取量，去掉你每天的 1-2 杯手搖飲料，你就會發現身體輕盈許多，水腫好很多，頭腦清醒許多，這個世界不再昏沈，你真的可以擁有不一樣的人生。

最新研究：阿茲海默症都是因為攝取過多醣造成的

根據長春藤聯盟布朗大學的最新研究顯示，阿茲海默症的病因，源自於腦神經細胞的胰島素阻抗，簡單的說，就是腦神經細胞無法利用葡萄糖，過多的葡糖糖沉積於腦部，使腦細胞受到傷害。因此，將阿茲海默症歸類為「第三型糖尿病」。

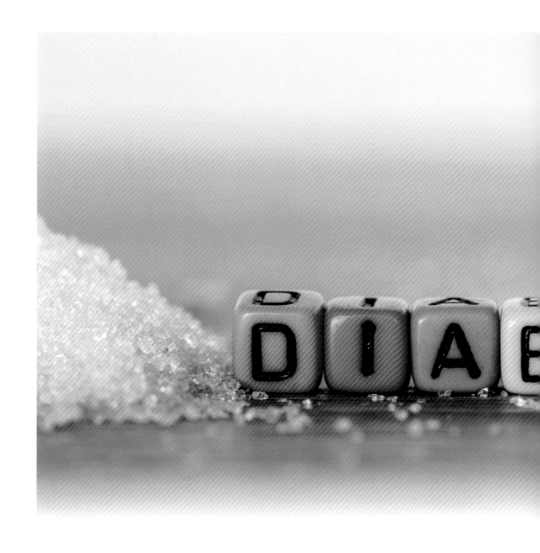

會變胖不是脂肪害的

我們不斷重複地告訴大家，導致肥胖的主因，是荷爾蒙失調。還記得是哪一種荷爾蒙嗎？對！就是肥胖荷爾蒙——胰島素。

胰島素有四大功能：

1. 將血糖帶入細胞中，供細胞產生能量，並達到降低血糖濃度的目的。
2. 協助身體儲存脂肪，以備不時之需。
3. 抑制脂肪酶的活性。
4. 造成瘦素阻抗。

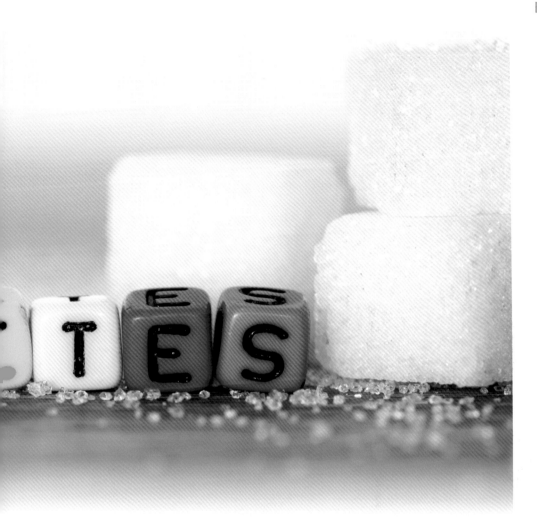

　　讓我們來複習一下吧！假設血管中的血糖是現金，肝醣是活存，脂肪是身上的定存時，現金沒用完，你就不會提活存，而活存還有的時候，你一定不會解定存。也就是說，當身上的血糖沒用完時，不會用到肝醣，而當肝醣還有時，也絕不會需要去分解脂肪囉！

　　飲食中的碳水化合物比例越高，不斷地刺激胰島素分泌，將導致我們不斷儲存脂肪，又因為有花不完的現金，解不了定存，久而久之，只儲存不消耗，我們個個都成為名副其實的脂肪富翁了！

我們不能沒有膽固醇及必需脂肪酸

膽固醇其實很重要。很多人擔心油脂攝取過多，會造成血管阻塞，這是因為 20 多年前，美國就不斷推廣「吃太多油，會造成膽固醇升高」的觀念，但是，這個觀念已經在 2016 年被修正了。

2004 年，醫學期刊 Stroke 實驗得到的結果可知，攝取越多膽固醇反而死亡率越低。在我們的身體中，80-90% 的膽固醇是由肝臟合成，其餘則從飲食中獲取。人一天的膽固醇代謝量，基本上約 2 公克，從飲食攝取的越多，自行合成的量就會隨之減少：

· 酵素會把膽固醇轉化成維生素 D 及類固醇、類荷爾蒙，像是性荷爾蒙、腎上腺素等。

· 膽固醇被肝臟合成的膽鹽，也就是我們所熟悉的膽汁，幫助脂肪由大分子乳化成小分子。

· 膽固醇與磷脂質更組成細胞膜的結構，並負責組織器官的修復。

· 膽固醇可提升認知能力，當膽固醇水平低的時候，認知表現也會受影響。

當我們了解了膽固醇對身體的重要性之後，我們更應該清楚，刻意調降身體的膽固醇濃度，是個危險的舉動，甚至可能會成為縮短壽命的原因。

而前面講到脂肪對我們的重要性時，曾經提到脂肪酸中有所謂的「必需脂肪酸」，像是 Omega 3 族群中的 α - 亞麻酸及 Omega 6 族群中的亞油酸，必需脂肪酸在身體中扮演極為重要的角色。

發炎與消炎都是人體很重要的免疫反應，因此脂肪攝取的平衡很重要！

發炎反應及消炎反應，是人體免疫反應中非常重要的步驟。

舉一個簡單的例子說明。當你手上不小心被刀子劃出一個傷口時，傷口周圍的白血球就會接收到緊急求救訊號，開始號召負責清除異物細菌，修復傷口的相關細胞聚集到傷口處，經過一系列的清除、修補、消毒後，便開始啟動消炎反應，讓相關人等回到自己原先的崗位上，等待下一次的發炎反應，才會再次動員。這時候，傷口結痂，等待慢慢復原。千萬不要害怕發炎，「發炎→消炎→復原」這個完整的過程，是身體修復必經的流程。

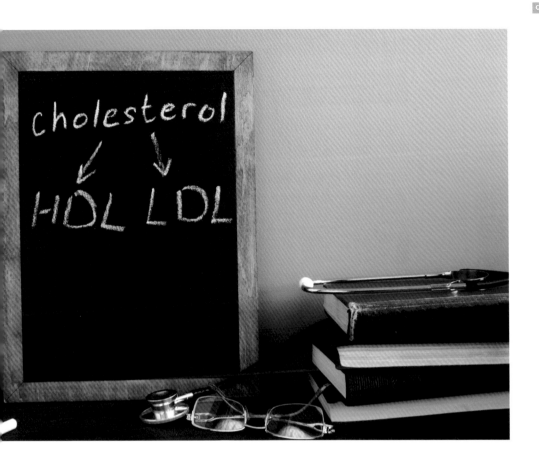

Omega 3 脂肪酸的功能

　　Omega 3 是細胞膜的重要組成成份，細胞膜不只是有保護作用，還具有輸送細胞內外營養素、控制訊息傳遞的重要功能。

　　Omega 3 是前列腺素 3 的原料，前列腺素 3 在體內負責消炎、擴張血管、讓血液維持清澈通暢的狀態。

Omega 6 脂肪酸的功能

　　Omega 6 是前列腺素 1 及前列腺素 2 的原料，前列腺素 1 在體內負責消炎的工作，前列腺素 2 在體內負責發炎的工作，因此，許多網路上的資訊，才會將 Omega 6 與發炎劃上等號。

還是有不能碰的脂肪

除了萬惡的糖之外，的確有些脂肪是吃不得的。

氧化的脂肪

當脂肪因為活性氧而氧化時，就會變成稱為「過氧化脂質」的有害物質。過氧化脂質會損傷血管，讓血管變得破破爛爛。

當你打開一瓶油，明顯聞到油耗味，或是品嚐起來有點不同於油品本身的味道，或說不出的怪怪的味道，就請你不要再繼續食用下去了。

氫化植物油

多數市面上大量流通的食用植物油，都是富含 Omega 6 脂肪酸的油脂，例如沙拉油、葡萄籽油等。因為 Omega 6 屬於多元不飽和脂肪酸，因此這類油品相對不穩定，保存時間有限，廠商為了增加食用油脂保存的時限，會將油品做「氫化」及「部分氫化」等加工。

切記：食物包裝上列出成份稱為：代可可脂、植物黃油（人造黃油、麥淇淋）、氫化植物油、氫化脂肪、氫化菜油、氫化棕櫚油、固體菜油、酥油、人造酥油、雪白奶油或起酥油，多為氫化植物油。

部分氫化植物油

所謂的「部分氫化」，是在高壓氫化的過程中，能讓一部份脂肪酸轉換為飽和脂肪，另一部分脂肪酸仍維持不飽和狀態，除了保有油脂的流動特性外，讓油更耐高溫、不易變質，並且增加保存期限。但不完全氫化，會讓部份的脂肪酸結構會變成反式結構，形成「反式脂肪」。 除了部分氫化外，長時間的高溫加熱，也會讓產生對身體有害的反式脂肪。

反式脂肪」入腸道後，會堆積在腸道皺褶之中，形成焦黑色的油汙，阻塞並引起各種發炎。它更會經由受損的腸黏膜，每日在人體上演漏油汙染事件，不正常的刺激人體的免疫反應，對身體組織造成進一步的破壞。

　　FDA 在 104 年 6 月起禁止使用部分氫化油脂。台灣政府也在 107 年 7 月 1 日起，全面禁止食品中使用部分氫化油。不過，購買相關產品時，還是不要忘記透過營養成分表，確認是否不含反式脂肪。

蔗糖聚脂脂肪（Olestra）

　　近年來，國內外市場推出一種非脂肪、無熱量、無膽固醇的人造合成油新產品——蔗糖聚脂脂肪，這是一種脂肪替代品，從薯片到冷凍甜品，很多點心中都能找到它。在這些產品的成分表中，你可按照品牌名稱 Olean 找到它。

　　這種人工製品，雖然訴求健康，實際上卻是引發營養不良的兇手。由於合成油無法被腸道吸收，雖不會增加任何體重，但容易因消化不良導致腹瀉。更糟的是，在脂肪吸收效果不佳的過程中，人體沒有足夠的油脂製造荷爾蒙，造成代謝異常。沒有細胞修補的原料，造成破損的組織器官無法正確修復，甚至造成身體機能退化。無法吸收重要的脂溶性營養物質——維生素 A、D、E、K，導致嚴重的併發症，如心臟病、骨質疏鬆，以及無法撲滅的自由基之火，進而引發氧化性傷害。

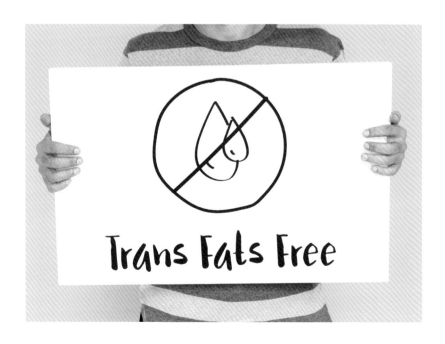

補好油保護身體細胞

不同的脂肪酸在我們體內扮演不同的角色，好比飽和脂肪主要提供我們能量，Omega 9 相對穩定，具有極佳的抗氧化作用，Omega 3 及 Omega 6 是細胞膜的原料，在免疫系統中也扮演的重要角色，它們分別負責啟動發炎及消炎的免疫反應，保護身體不受外來物的侵害。因此，藉由平衡體內油脂，可以使全身細胞代謝變佳，反而可以養成不易發胖的體質。

低醣高脂飲食的實際案例

減醣好油的飲食方式，國外一般稱為 LCHF（低醣高脂飲食法），有別於高葡萄糖飲食，對腦部的運作有著極大的貢獻。最早源自於約翰‧霍普金斯大學對癲癇兒童的治療。多年來，眾多的癲癇兒童已經藉由這種飲食法，得到非藥物的有效控制。由於著重於脂肪的攝取，正好彌補了幼兒於胚胎時的發育缺陷。當今常見的幼兒精神疾患，如過動、自閉、亞斯伯格、癲癇、妥瑞氏症等，皆可藉由高脂低醣的飲食方式，獲得極佳的改善。並可進一步解決此族群兒童，伴隨產生的皮膚過敏、腸黏膜、鼻黏膜缺損及腎上腺亢奮等外胚層相關症候群。

相較於美國 1993 年的錯誤飲食金字塔政策，造成了廣大的慢性病效應。瑞典政府當局經由飲食營養專業機構，歷經 2 年，檢視超過 16000 篇相關研究論文，率先於 2013 年 10 月 27 日，正式宣布拒絕實施美國既有的飲食金字塔政策，改以高脂低醣的飲食方式，為最新瑞典國民飲食政策方針。高脂低醣的飲食方式，使得瑞典國家選手在 2014 及 2015 兩年，世界腦力錦標賽中皆奪得亞軍。由此可看出，一個成功的公共衛生政策，可帶來民族智力地的全面提升。

使用油脂當身體的能量來源，能讓細胞產生最少的垃圾，且減少細胞內氧氣的耗損，進而能有效的支援心臟及肌肉的運作，可大大提升了運動員及特種軍人的體能表現。從實驗對象觀察，執行低碳水化合物、高優質脂肪飲食的馬拉松選手 Tim Olsen，於 2012、2013 連續兩年贏得美西馬拉松總冠軍，就是一個很好的例證。此外，低碳水化合物及高油脂的飲食，也大大降低了潛水者上岸後，常見的癲癇症狀；因此，美國海軍特種部隊海豹部隊（Navy Seal）隊員，更是全面性的執行減醣好油飲食。

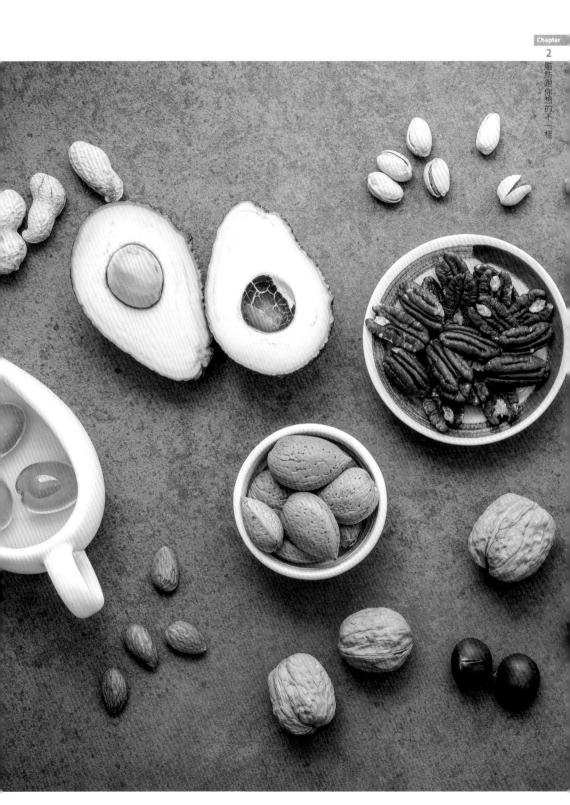

Chapter 3

減醣好油飲食計畫

學會看懂營養標示

認識三大營養素

蛋白質

　　蛋白質不足會讓身體免疫力下降、肌肉量減少、皮膚及指甲脆弱、掉髮，若是肌肉量不足時甚至無法保護骨骼。

　　其主要功能：

- 提供身體熱量：1 公克提供身體 4 大卡熱量。

- 身體生長：兒童生長、頭髮指甲生長、肌肉生長原料。

- 細胞組織修復：手術、受傷時身體受損組織的修復。

- 身體功能的調節：血球細胞、免疫細胞、身體激素的原料、酵素的主要成分。

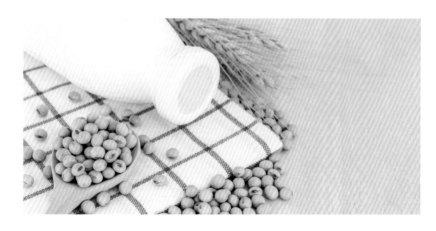

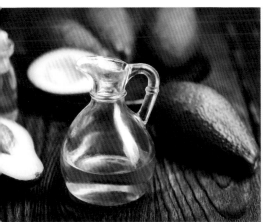 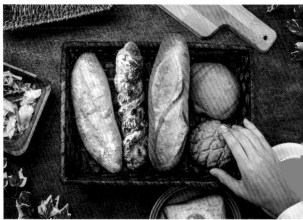

脂肪

脂肪會影響細胞的修復、荷爾蒙生成、脂溶性維生素的吸收。

其主要功能：

· 提供身體熱量：1公克提供身體9大卡熱量，是一種較有效率的能量。

· 提供體脂肪：保護身體臟器、維持體溫。

· 供給必需脂肪酸：必需脂肪酸對於大腦與神經細胞，以及身體荷爾蒙的合成是很重要的原料。

· 協助脂溶性維生素的吸收：維生素 A、D、E、K 需要靠脂肪溶解才能為人體所吸收。

· 避免肌肉的耗損：當身體醣類不足時，身體會由脂肪提供補充熱量的功能，可以有效減少肌肉的耗損。

碳水化合物（醣）

碳水化合物過多會轉成脂肪囤積、形成脂肪肝、讓胰島素增加。

其主要功能：

· 供給身體熱量：1公克提供身體4大卡熱量。

· 協助脂肪的燃燒：適量的碳水化合物可以轉變成「草醯乙酸」，可以協助脂肪的燃燒。

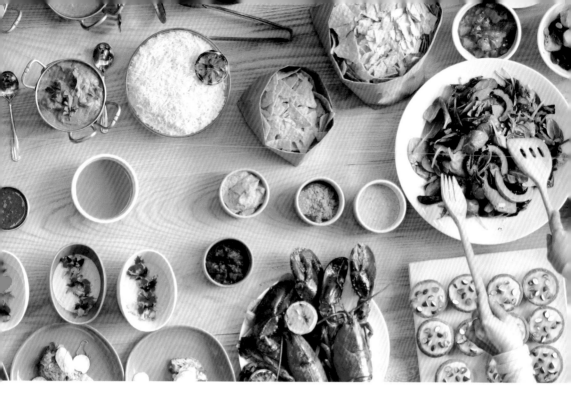

營養素的計算

三大營養素對身體都有一定的重要性，減醣飲食並不是所有醣都不吃，而是減少攝取量，還要記得增加脂肪與蛋白質的攝取，因此注意營養標示是很重要的一件事。

營養標示有幾種不同的表示法：

- 以100公克（或100毫升）作標示基準，飲品都採用這一種。
- 以「每一份量」作為標示基準，多用在零食餅乾類。
- 除了標示熱量及營養素，還在後面列出「每日建議攝取量」的百分比。

所以在閱讀營養標示的時候我們要先注意：

- 看食物總重量有多少？營養標示的基準是以100g或是以份數為基準，了解內含幾分，總熱量的份量為何。
- 將你食用的量，乘上標示列出數字，就可以算出你攝取的熱量以及各種營養素的份量。

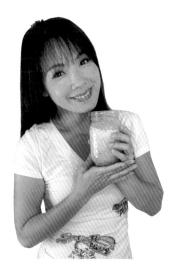

四階段漸進式減醣計畫

　　我通常會建議大家漸進式的開始減醣！

　　國民健康署建議合宜的三大營養比例為：蛋白質 20%、脂質 25%、醣類（碳水化合物）55%。以一般正常活動量女性，TDEE 約 1600 大卡來說（男性請自行乘上 1.3~1.5），就是蛋白質 80 克、脂質 45 克、醣類（碳水化合物）220 克。

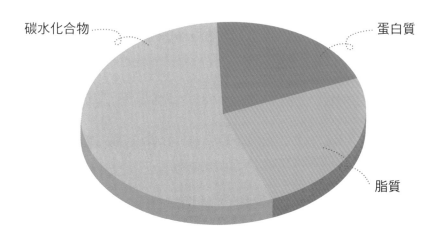

國民健康署建議三大營養素比例

碳水化合物　　　　　　蛋白質

脂質

我會建議大家以不減少熱量攝取的方式來調整飲食比例。

第一階段：戒糖期（建議維持一週）

蛋白質 20%、脂質 45%、醣類（碳水化合物）35%

　　以一般正常活動量女性，TDEE 約 1600 大卡來說（男性請自行乘上 1.3~1.5），蛋白質 80 克、脂質 80 克、醣類（碳水化合物）140 克。

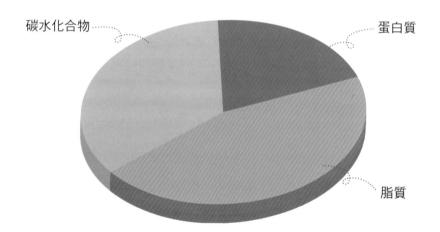

目標

- 戒「糖」：在這個階段，將以往 200-250g 的醣量，透過戒「糖」，降到 100-140g 左右。
- 戒除所有含糖飲料、零食、加工品。
- 戒「三白」，白飯、白麵、白麵包，含澱粉高的食物也適量食用。
- 戒「水果」，少量吃不甜的大番茄、芭樂，或是抗氧化高的藍莓、黑莓等莓果類。
- 增加 1 杯綠拿鐵。
- 養成閱讀營養標示的習慣，進而了解食物的含糖量。
- 稍微增加蛋白質的攝取、煮菜時使用稍高一點的油量。

第二階段：減醣期（建議維持二到三週）

蛋白質 25%、脂質 50~60%、醣類（碳水化合物）15~25%

以一般正常活動量女性，TDEE 約 1600 大卡來說（男性請自行乘上 1.3~1.5），蛋白質 100 克、脂質 85~105 克、醣類（碳水化合物）60~80 克。

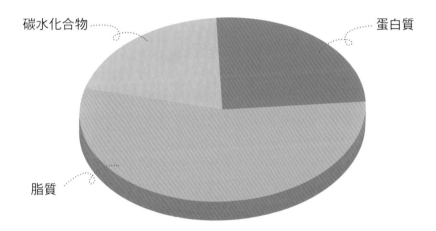

碳水化合物

蛋白質

脂質

目標

- 減「醣」：在這個階段漸進式的將醣量降到 60-80 克，甚至是你覺得舒服的份量。
- 習慣在吃東西前查詢食品的營養成分，進而了解食材的三大營養。
- 將每日的優質碳水（例如糙米飯、地瓜、芋頭）攝取，控制在 1/2 碗的份量。
- 增加 1 杯綠拿鐵以及 1 杯火箭飲料。

第三階段：限醣期（建議維持二到三個月）

蛋白質 25%、脂質 70%、醣類（碳水化合物）5%

如果你在減醣期覺得很舒服，效果也很滿意，這一個階段可以直接跳過！

若是你有特殊的目的，例如減重、控制血糖或胰島素，在減醣期沒有達到你的預期效果，建議你可以更嚴格降低醣量的攝取。

以一般正常活動量女性，TDEE 約 1600 大卡來說（男性請自行乘上 1.3~1.5），蛋白質 100 克、脂質 124 克、醣類（碳水化合物）20 克。

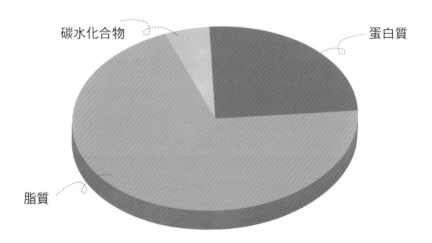

目標

- 限醣，從原本的 60g 降到 20g，與自己的身體對話，感覺一個適合的醣量。
- 詳細計算醣量，確認沒有超量。
- 使用血糖機協助你確認，哪些食物對你不適合，比較容易造成血糖的震盪。
- 讓身體習慣新的飲食方式，也讓自己將這個飲食方式生活化。
- 增加好油的攝取量，尤其是 Omega3 的油脂，協助身體的修復。
- 每日 2-3 杯綠拿鐵或火箭飲料。

第四階段：維持期

蛋白質 25%、脂質 45~60%、醣類（碳水化合物）15~30%

　　以一般正常活動量女性，TDEE 約 1600 大卡來說（男性請自行乘上 1.3~1.5），蛋白質 100 克、脂質 80~105 克、醣類（碳水化合物）60~120 克。

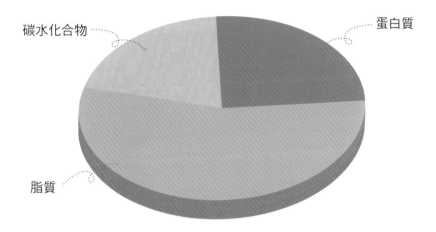

目標

- 你可以稍稍增加一點醣量，確認自己可以長期維持的份量。
- 將減醣飲食融入你的生活之中，感覺是游刃有餘、輕鬆自在的。
- 利用本書各種增加好油的食譜，讓你自己可以舒服的攝取各種優質脂肪。
- 偶爾的聚餐、假期、旅行、活動，超過了醣量攝取也不要太在意！隔天回來好好吃就行，不用感到沮喪或焦慮。

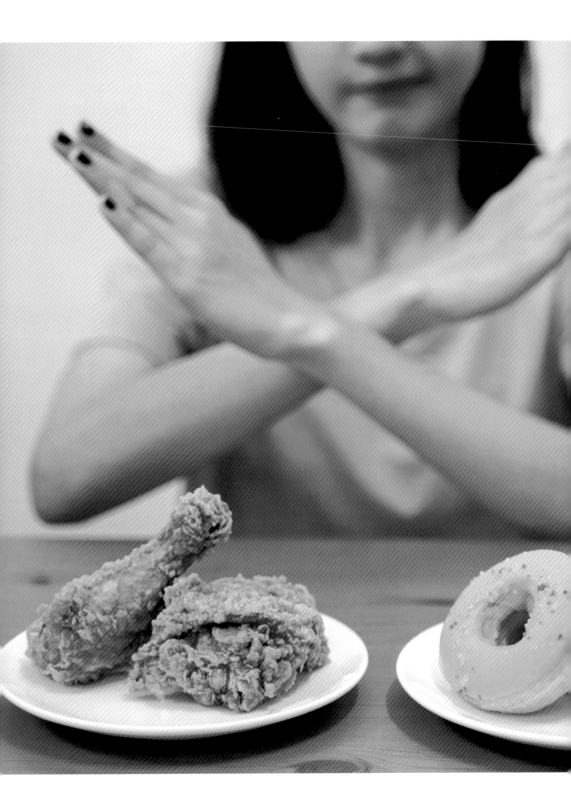

讓我們跟「糖」和
「精緻澱粉」說再見！

　　想跟「糖」&「精緻澱粉」說再見，首先你必須知道他會出現在什麼地方。

糖

· 飲料、零食。

· 加工食品。

· 醬料：尤其是外食的湯品、有勾芡的料理。

· 甜點：法式甜點、日式甜點、中式甜點，吃起來是甜的食物都戒除。

精緻澱粉

· 白飯、白麵、白麵包。

· 所有麵粉製品，甜點、蔥油餅、蛋餅、水餃……

· 所有米粉製品，粿類、粿條、湯圓、糕點……

· 含澱粉量高的再製品，冬粉、涼粉……

　　透過閱讀營養標示以及查詢食材營養成分，更了解你吃的是什麼，才能夠跟「糖」與「精緻澱粉」說掰掰！

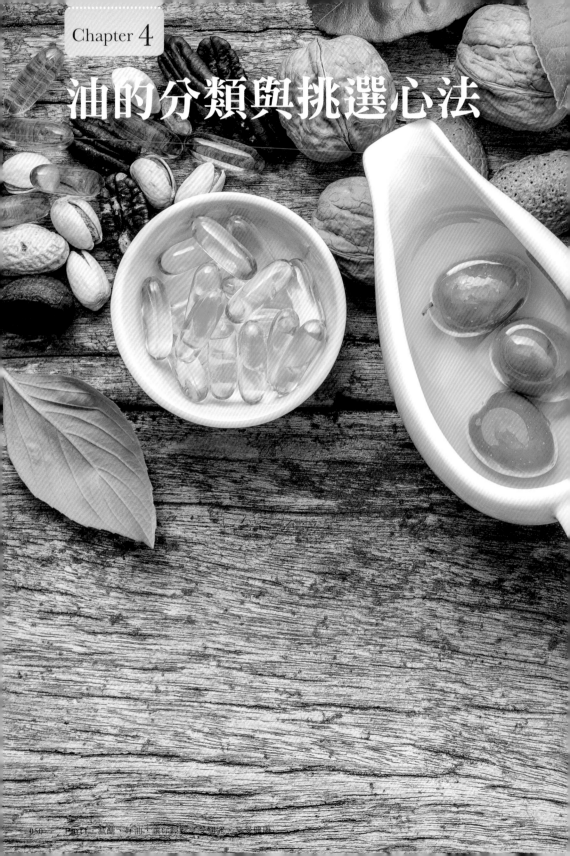

Chapter 4

油的分類與挑選心法

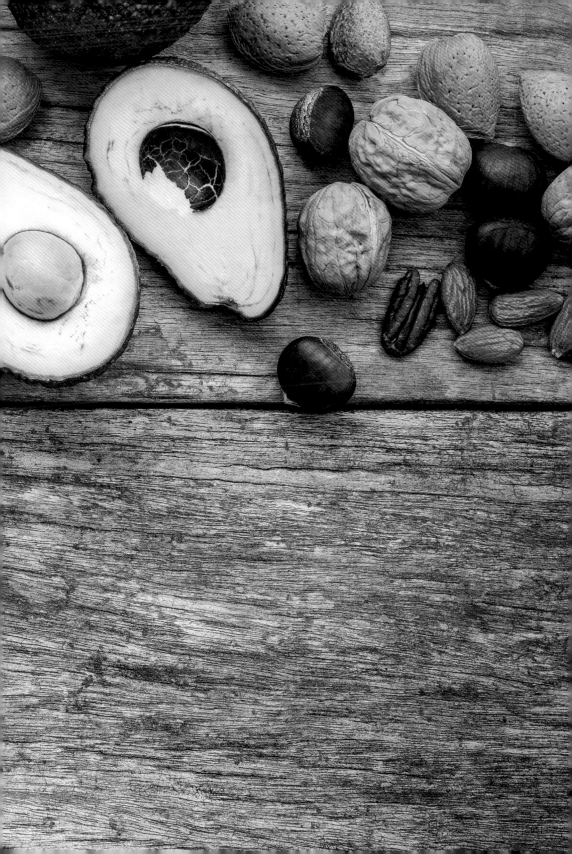

飽和脂肪酸

　　飽和脂肪酸主要來自牛肉、豬肉、雞、鴨等動物性脂肪，以及在熱帶國家生產的椰子油、棕櫚油等植物性飽和脂肪，最簡單的分辨方式就是常溫下會凝固。飽和脂肪酸熔點高，主要可以當作熱量燃燒，提供身體能量。

　　很多人都有所誤解，以為動物性脂肪就是飽和脂肪，其實不然。每一種油脂都有不一樣的脂肪酸比例，以豬油為例，豬油的飽和脂肪約佔 40%，不飽和脂肪中，它的單元不飽和脂肪酸高達 44%，多元不飽和脂肪酸 Omega 6 也有 10%。

　　天然的飽和脂肪酸對身體是有幫助的：

- 飽和脂肪酸比不飽和脂肪較容易消化，在人體內能夠快速有效率地燃燒使用。
- 有一些必需脂肪酸是得靠飽和脂肪來轉化合成。
- 飽和脂肪具有支援人體對抗細菌和病毒的功能。

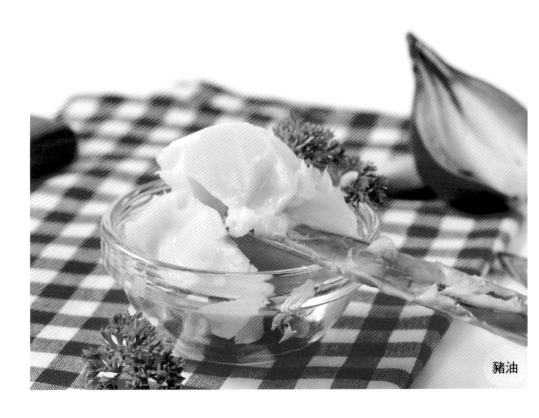

豬油

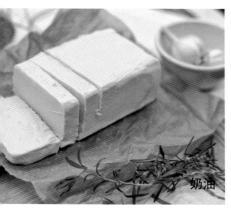

奶油

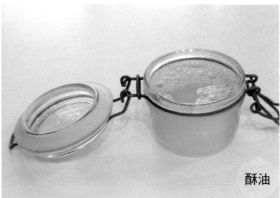

酥油

飽和脂肪酸的種類

	飽和脂肪酸	多元不飽和脂肪酸 Omega 3	多元不飽和脂肪酸 Omega 6	單元不飽和脂肪酸 Omega 9
酥油	72.9		2.6	24.3
奶油	56.1		2	18.7
牛油	54.2		2	43.7
豬油	39.3	0.8	10	44.5
雞油	34.9	1	18.3	46.8
鴨油	49	1	13	33
可可脂	61.2		8.3	30.5
椰子油	86.7	0	2	6

飽和脂肪油品的挑選

　　飽和脂肪除了奶油之外，發煙點都比較高適合熱炒，以中國人習慣的高溫烹調飲食來說，容易取得、價格合理的豬油、雞油，就是很好的選擇。

　　特別一提的是奶油，奶油中由於含有水份、酪蛋白、乳清蛋白，超過150℃的高溫會讓蛋白質焦化，因此我建議大家可以自己製作「酥油」，也就是俗稱的「無水奶油」或是「澄清奶油」來做烹調使用。

　　製作教學詳見 P.70。

不飽和脂肪酸

不飽和脂肪酸熔點低，加上在常溫之下為液態，是故不飽和脂肪有極大的比例在進入體內就會立刻溶入血液之中，隨同血液運送至身體的每個角落，被各個器官的細胞膜吸收之後，就可以讓細胞膜保持柔軟有彈性。

不飽和脂肪又分成兩類：

多元不飽和脂肪：大致分成 ω-3（Omega 3）與 ω-6（Omega 6）兩個系列

單元不飽合脂肪：ω-9（Omega 9）

多元不飽和脂肪酸的功能、攝取比例及建議

多元不飽和脂肪酸屬於必需脂肪酸，得從食物中取得，無法由身體自行合成。而且必需脂肪酸有兩項非常重要的功能：

1. 是體內細胞膜和組織的重要成分。

2. 可以轉變成體內重要的調控物質，以供身體正常運作所需。

當必需脂肪酸缺乏時，甚至會讓心血管系統、內分泌系統、免疫系統、中樞和周圍神經系統都產生不同程度的功能失調。

因此，必需脂肪酸不單單只是油脂，更像是身體不可或缺的營養素。

多元不飽和脂肪酸有以下攝取比例及建議：

・ω-6 與 ω-3 的比例建議不超過 4：1，最好是 2：1 或 1：1。一般大眾通常食用過量 ω-6 較高的植物油，例如：大豆油、葵花油等等，使得 ω-6 的攝取量常常達到 ω-3 的 20~30 倍。

・當 ω-6 與 ω-3 的比例愈高，產生花生烯酸的機會就愈高。容易導致癌症、動脈硬化、心肌梗塞、腦中風、風濕、過敏、憂鬱症等疾病。這種食用過量 ω-6 植物油的情形時常出現在外食族，尤其是素食者的朋友更是嚴重。

・由於胰島素會活化轉化酵素，使花生烯酸的產量增加，因此當 ω-6 與 ω-3 的比例愈高時，都無法有效地降低花生烯酸的量。

・魚油中的 EPA 可以抑制轉化酵素，使花生烯酸的產量減少。因此一方面減少 ω-6 植物油的攝取量，另一方面提高魚肉、魚油的攝取，再適量增加其他 ω-3 植物油的攝取，就可以有效控制 ω-6 與 ω-3 的比例。

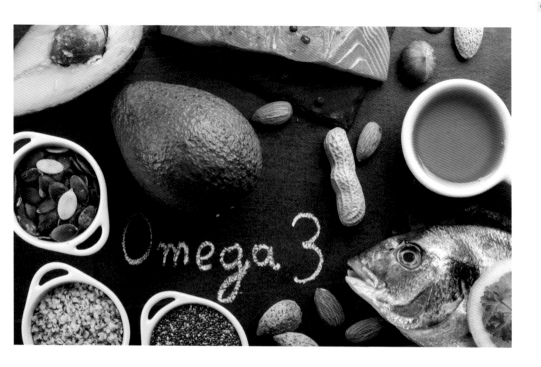

Omega 3 的功能、種類與挑選

	飽和 脂肪酸	多元不飽和脂肪酸 Omega 3	多元不飽和脂肪酸 Omega 6	單元不飽和脂肪酸 Omega 9
紫蘇油	10	60	17	13
亞麻仁油	1.1	51.5	10.6	18
印加果油	7	43	40	9
魚油		100		

Omega 3 大致有以下的功能：

· 潤腸通便，防治便秘、痔瘡、憩室症和膽結石。

　　根據加拿大多倫多大學研究人員的報告，補充亞麻仁油可以改善健康成人的腸蠕動，並提高血中的多元不飽和脂肪酸。亞麻仁油可潤滑腸道，從而緩解便秘、痔瘡和憩室疾病。亞麻仁油也可以幫助排除憩室袋內的廢物，從而減低潛在的感染機率。有關發炎性的腸道疾病，亞麻仁油可以幫助治療發炎症狀，和修復任何腸道的損傷，亦可防止膽結石的生成，甚至排除現有的結石。

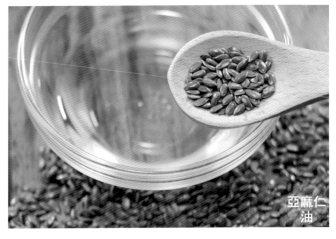
亞麻仁油

· 治療痔瘡、濕疹、牛皮癬、曬傷和酒糟鼻，維持頭髮及指甲健康。

亞麻仁油中的必要脂肪酸 Omega 3，是主要癒合皮膚的要素，不論是針對紅色、發癢的濕疹、褥瘡、牛皮癬和酒糟鼻，都有抗發炎的療效，更可以改善皮膚粗糙，使曬黑的皮膚恢復健康。毛髮的問題加劇了牛皮癬或濕疹頭皮的可能性，同樣 Omega 3 的脂肪酸也會滋養乾燥或脆性指甲，阻止他們持續斷裂。

· 降低膽固醇，預防心臟病，控制血壓及預防血糖升高。

美國紐澤西州喬丹心臟基金會的研究小組針對 15 名膽固醇過高病患的研究發現，亞麻仁油能顯著降低血中總膽固醇與 LDL 脂蛋白。攝取亞麻仁油的人，體內血液凝結反應會降低（PGE3 效應），由此，證明亞麻仁籽油能預防心血管疾病的發生，也可以防止心絞痛（胸痛）和高血壓。

根據一個歷時 5 年完成的研究，最近在波士頓的西蒙斯學院發表，亞麻仁油有助於防止第二次心臟病發作，並抑制發炎反應所導致的血管硬化斑塊，對於 CPR 或 HCRP 指數偏高的患者，每日補充 30CC 亞麻仁籽油，是有必要的。

· 治療焦慮、憂鬱、過動，與提升安樂感。

費城東賓州大學精神分子生物所所長唐納 · 盧丁醫師（Dr. Donald Rudin）專長於人體必要脂肪酸 Omega 3 的研究。經歷十年的研究證實，運用搭配 Omega 3 脂肪酸的新式「細胞分子矯正療法」，比起只有 5% 療癒率的傳統藥物療法，實在高明多了。主因是負責訊息傳遞的神經細胞軸突史望細胞，必須仰賴 Omega 3 來建構，以確保訊息的傳遞能快速、順利進行。因此、因神經系統不穩定，而產生的自律神經失調、急躁、焦慮、憂鬱、注意力不集中等症狀，極大部分是源自 Omega 3 的缺乏，並可能對兒童腦部的發育、情緒穩定及人格形成，帶來極大的損傷，且及易形成過敏體質。

．治療更年期症狀、月經絞痛、女性不孕與子宮內膜異位症。

亞麻仁油是木酚素的天然來源，木酚素有助於穩定婦女雌激素及黃體素的比例，有利於形成正常的月經週期，並減輕熱潮紅等更年期的相關症狀，提升子宮功能，從而改善不孕問題。

．改善攝護腺肥大，男性不孕症和陽痿。

亞麻仁油中的 Omega 3 有助於防止男性攝護腺的腫脹和發炎，也能發揮維持精子健康的功能，對於治療男性不孕症極有價值，並可以促進血液流向陰莖，改善陽痿的症狀。

．Omega 3 脂肪酸是建構細胞膜的主要原料。

Omega 3 是人體細胞膜結構中，最為關鍵的原料，同時也是預防過敏與發炎，最重要的營養物質。

至於 Omega 3 的油品要如何挑選與攝取呢？

． 平日三餐以外食為主的朋友，由於一般餐廳大多使用 Omega 6 的油品，因此建議可以挑選 Omega3 比例較高、Omega 6 比例較低的油品，例如：紫蘇油、亞麻仁油、魚油。

． 三餐幾乎都自己料理的朋友，建議選擇 Omega 3 與 Omega 6 較平衡的油品，例如印加果油。

．Omega 3 的油品不耐高溫，因此建議開封後，放置冰箱裡保存並盡快吃完，避免氧化變質。再者使用 Omega 3 的油品時也建議不要以超過 70℃的溫度烹調，可保留較完整的營養素。

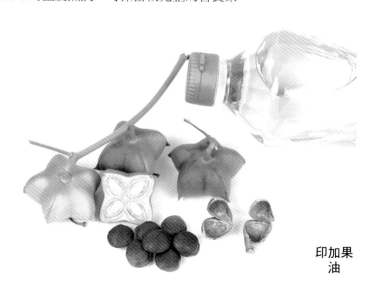

印加果
油

Omega6 的功能、種類與挑選

	飽和脂肪酸	多元不飽和脂肪酸 Omega 3	多元不飽和脂肪酸 Omega 6	單元不飽和脂肪酸 Omega 9
玄米油	19.2	1.6	33.4	39.9
芝麻油	15	1	39	43
葵花油	9.2	0.2	40.8	24
黑種草油	16	0.3	57.9	23.8
葡萄籽油	12	0.4	54.4	16
核桃油	14.9	21.8	44.9	17
月見草油	5		70	9.2

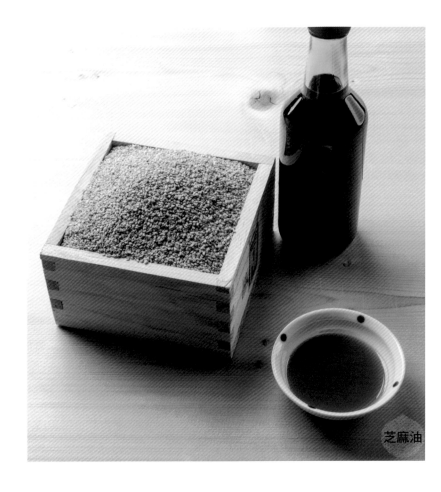

芝麻油

ω-6 系列的脂肪酸包括 LA（亞麻油酸）、GLA（γ - 亞麻油酸）、花生烯酸等等。大豆、向日葵、芝麻等等蔬菜油都含有豐富的亞麻油酸（LA），可以在人體內轉換成活性更強的 γ - 亞麻油酸。

γ - 次亞麻油酸必需藉由飲食中攝取或由亞麻油酸經酵素轉化而成。它主要功能是合成前列腺素 E1。前列腺素在身體中扮演很多重要角色，例如減少發炎反應、幫助降低血壓、減少血小板不正常的凝集、協助調節荷爾蒙平衡，以紓解經前症候群與更年期障礙，是調節人體生理機能的重要活性物質。

但是實際上我們攝取的亞麻油酸能成功轉換成有生物活性的 γ - 亞麻油酸的量卻十分少。

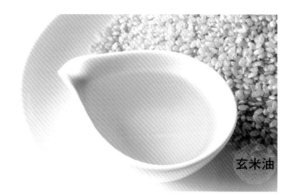

玄米油

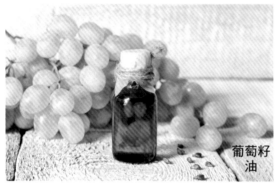

葡萄籽油

所以像是月見草油本就富含已經形成的 γ - 亞麻油酸，就是很理想的 γ - 亞麻油酸來源。

再來亞麻油酸也有可能會轉化成花生烯酸，花生烯酸會促進 PGE2 產生。PGE2 是一種高度致炎性的物質，能引起紅腫熱痛發炎反應，甚至有縮窄血管的功能，造成血管硬化和心臟病，再來，花生烯酸亦能產生一種叫白三烯（Leukotriene）的物質，此物質致炎性更強，它能使白血球聚集於身體某部分。雖然發炎反應是生理上所必需的，但在不需要的時候積聚太多也會造成不好的影響。

至於 Omega 6 油品要怎麼挑選及攝取建議？

· 選擇含有已經形成的 γ - 亞麻油酸，不經過熱炒直接入菜，例如月見草油。

· 盡可能挑選有信譽的優質油品來做為中低溫烹調使用，例如日本的太白胡麻油、葡萄籽油。

· 選擇 Omega3 比例相對較高的油品，盡可能讓 Omega 6:Omega 3 的比例接近 2:1 或是 1:1，例如核桃油。

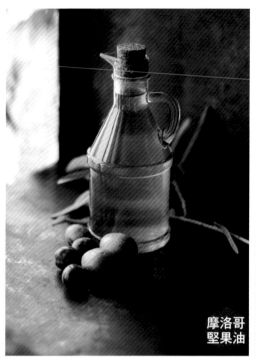

摩洛哥
堅果油

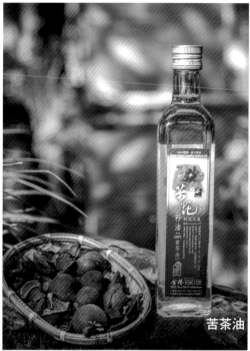

苦茶油

Omega9 的功能、種類與挑選

	飽和脂肪酸	多元不飽和脂肪酸 Omega 3	多元不飽和脂肪酸 Omega 6	單元不飽和脂肪酸 Omega 9
杏仁油	14		17	69
油菜籽油	8	10	22	62
開心果油	31	0	6	65
榛果油	10	0.2	2	76
苦茶油	10.5	1	8	82.5
酪梨油	18	2	0	80
蕪菁籽油	7.3	9.3	16.9	63.4
橄欖油	14	1.5	9.3	73
摩洛哥堅果油	19.1	4	29	47.2

Omega 9 單元不飽和脂肪酸雖然屬於不飽和脂肪酸，但卻是人體「不必需」的脂肪酸，可以在體內自行合成。

Omega 9 有以下功效：

· 降低壞膽固醇（LDL）。

· 保持血管的彈性，保護血管不被氧化。

· 支援 Omega3 發揮對人體健康有益的功能。

· 可以讓抗氧化的維生素 E 更有效的保護細胞，避免遭到自由基破壞。

Omega 9 比例較高的油很多，而且可以常溫保存、不容易變質，是很方便取得以及方便隨身攜帶補充的油品，但要如何挑選及運用呢？

Omega 9 的油都各有特色，我會建議可以挑選幾款具有特殊的香氣以及風味的此類油品，拿來作為餐食搭配。

例如：

· 將火箭飲品內添加少許榛果油、杏仁油，可以讓咖啡增添豐富的香氣。

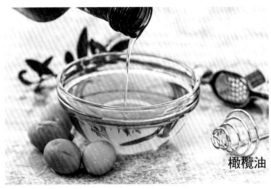

橄欖油

· 白身魚料理上桌後再淋上開心果油，可以更加提升魚類鮮甜的風味。

· 生菜沙拉直接淋上具有煙燻培根香氣的摩洛哥堅果油，或是帶有一點白蘿蔔辛香的蕪菁籽油，都可以讓你的沙拉更有特色。

另外 Omega 9 有幾款發煙點較高的油品，可以拿來做中溫熱炒類的料理（160~180℃）使用，例如用油菜籽油料理川菜、橄欖油來做義法料理，都是很適合的搭配。

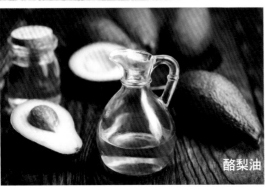

酪梨油

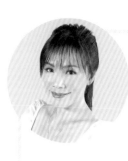

花花最愛的油品

鉑玖萊油坊

從法國薄酒萊出發的冒險旅程

1981 年，Jean Marc 的父母在薄酒萊（Beaujola）區域的歷史重鎮博熱（Beaujeu）的心臟地帶，購買了一家廢棄的五金店，就在店的後方藏著寶藏：一個古老的百年石磨、一個爐灶和一個碾製機。當時 Montegottero 一家人並不知道重啟廢棄的五金行將開啟一場偉大的冒險歷程，使他們聲名遠播。

18 歲時，Jean Marc 從農業學系畢業。1981 年 12 月他到法國的核桃之都伊澤爾省（Isère）從事製油工匠的工作，成為 Gustave Pascal 的徒弟，在師傅的指導下學習實作。

1987 年十月，就在 Jean Marc 結束他的軍旅生活以及六年的學徒生涯後，他得到了 Jean Marc Montegottero 製油工匠的頭銜。5 年後，憑著他的天分和辛勤，鉑玖萊油坊得到第一批法國餐廳主廚的青睞。

事實上，由於當時的法國正朝著工業化農業和廉價食用油的方向發展，鉑玖萊油坊便轉向德國銷售冷壓初榨的高品質油醋，德國人更懂得冷壓初榨油品的價值。Jean Marc 的理念是提供手工製造的高品質產品，並兼顧天然與健康。

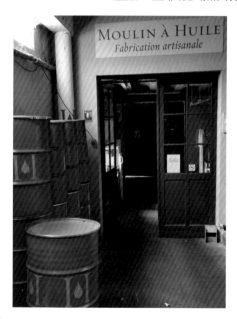

一直以來，Jean Marc 獨自在油坊工作，不假他人之手。直到 1992 年，Jean Marc 僱用了他的第一位員工。後來又於 2007 年在距離博熱 3 公里處的 Les Ardillats 市鎮建造第二個生產廠房，Jean Marc 在新的油坊中投入許多資金，以確保嶄新的設備能夠為他帶來穩定高品質且衛生的堅果油。

職人精神

鉑玖萊油坊在定制的工作季節運營，也用於生產未加工的花生油。

・**嚴選**：不論是乾果或是油籽，皆經過嚴格挑選，其中一半來自法國。

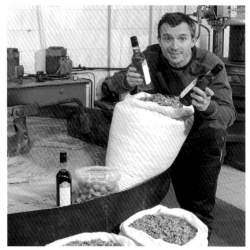

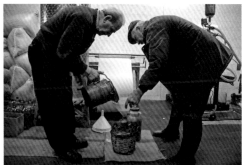

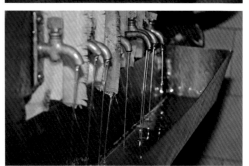

- **機械研磨**：果實去殼，去除雜質後在石磨或機械平整機下輾平。

- **焙炒**：焙炒無疑是最棘手且最重要的一步。每位職人的專業都賦予產品其個人風格。

- **機械壓榨**：將焙炒過的核果置於液壓壓榨籠中，通過過濾器分層分開，以便施加緩慢的壓力。不同的果實在同樣的壓力下也會產生不同的產量。

- **自然沉澱**：在濾紙上自然過濾五至七天。

品味冒險

Jean Marc 本人對油品 35 年來的熱情與執著，逐漸地得到了全世界的認可。鉑玖萊油坊贏得了美食界的肯定。今日，法國與國際美食的知名品牌，從小酒館到羅萊夏朵精品酒店集團（Relais et Château）都使用鉑玖萊油坊的產品。

從香氣豐盈的榛果油、甜香濃郁的開心果油、清爽淡雅的杏仁油、風格強烈的摩洛哥堅果油，一直到適合熱炒的菜籽油、蕪菁油、葡萄籽油，每一種油品都各有特色，Jean Marc 堅持品質，沒有好的果實寧可不生產的職人精神，讓每一瓶油都能夠展現最佳的風情。

更加感謝將鉑玖萊油坊帶來台灣的法國女婿卓力，真心只為讓大家嚐到好油，堅持著與法國同步定價，期望讓台灣人嘗試一定要用油熱炒的方式，改以用餐時淋上增添風味！看著卓力與我們品油時亮閃閃的眼神，真心感謝這位入鄉隨俗將自己當成台灣人的法國女婿，用他的方式在表達對這片土地的認同！

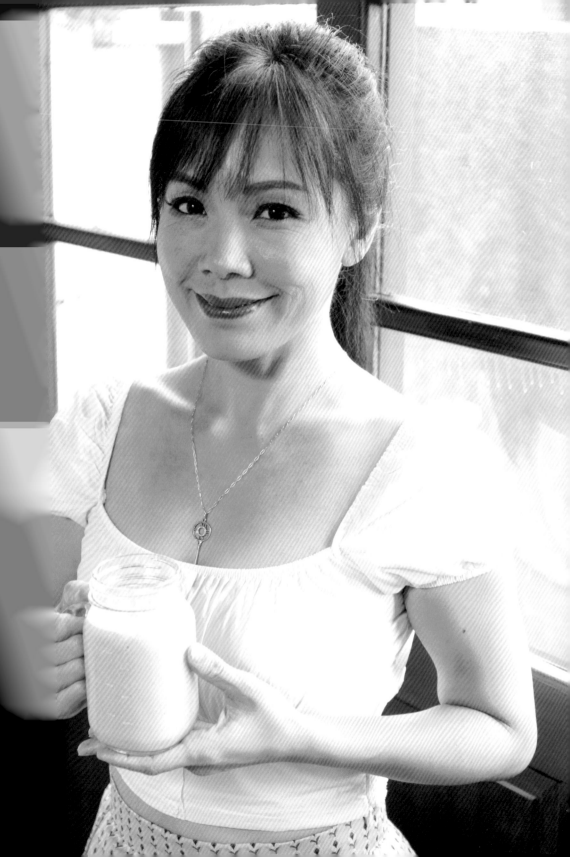

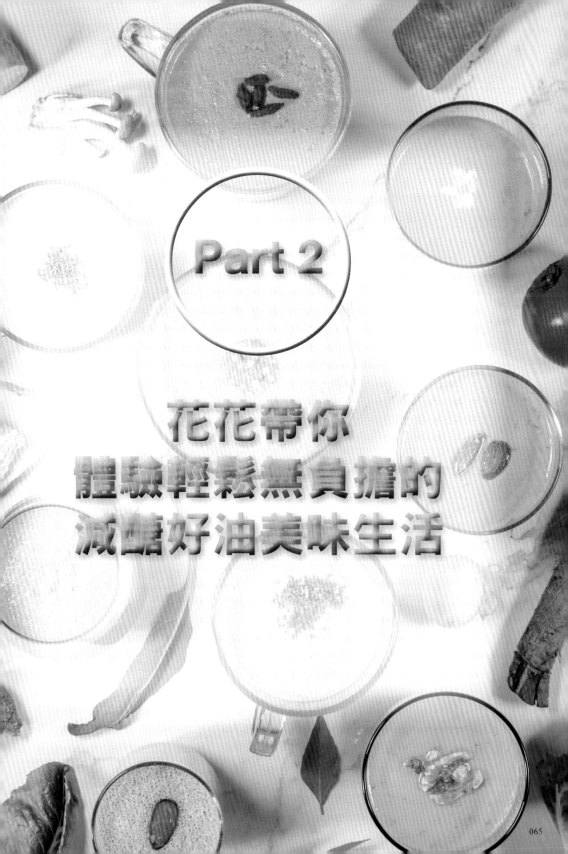

Part 2

花花帶你
體驗輕鬆無負擔的
減醣好油美味生活

Chapter 5

減醣好油生活的準備與工具

學會簡單好執行的醣量計算方式

一直以來很多朋友不斷的跟花花說減醣飲食真的好難，醣量計算超複雜，不知道怎麼補充優質的蛋白質和脂肪。再加上外食受很大的侷限，導致執行困難重重。

有鑑於此，我以自己的經驗，設計了一個簡單易懂好執行的方式，就讓大家一起來輕鬆享受減醣生活吧！

油脂的部分獨立補充，讓吃飯更簡單

運用火箭飲品和綠拿鐵來補充當天所需的優質好油，外食餐廳通常使用的油都不好，建議大家不要想在外食攝取油脂，還是補充優質好油才能讓身體更健康。

午餐、晚餐吃飽飽

每餐要吃到 1 碗肉、1 碗深綠色蔬菜、1 碗其他的配菜（只要不是精緻澱粉都可以），份量簡單好掌握，讓你一目瞭然，不用再費心計算營養比例。

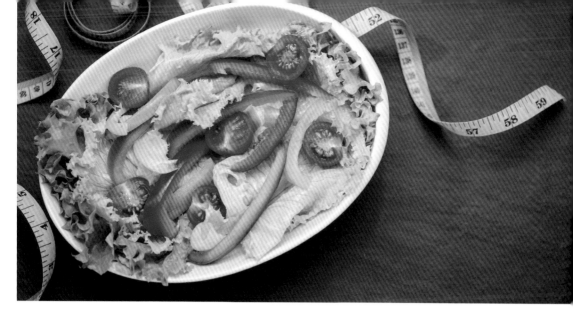

「減醣營養比例」不等於「減醣餐食份量」

雖然我建議大家可以稍微提高一些脂肪的攝取，但很多人會覺得這樣不會吃太多油嗎？其實並不會，因為純油脂的熱量是比較高、而且有效率的！

以一個一般正常活動量的女生，TDEE 1600 大卡的減醣維持期來舉例：蛋白質 25%、脂質 45~60%、醣類（碳水化合物）15~30%，那麼蛋白質 100g、脂質 80~105g、醣類（碳水化合物）60~120g（男性請自行乘上 1.3~1.5）。

脂肪需要 80~105g。其實就是 4/5 罐養樂多的份量，因為純油脂沒有水分，可以提供有效率的能量供給，你一天只要多攝取 2~3 大匙的油脂，就可以維持你身體所需的能量。

蛋白質需要 100g。以五花肉為例，400~500g 大約是 2 個飯碗的量，肉類食物蛋白質含量大約在 20% 左右，因此 100g 的蛋白質需要的實際份量是很高的！

碳水化合物 60~120g。大約是 1-2 小碗糙米飯的份量，但碳水化合物的部分，我會建議從深綠色蔬菜以及優質的原形食物攝取，這些食物的營養素、礦物質，是我們人體運作很重要的原料。

「聰明學習吃足夠的各式原形食物」，才是減醣飲食吃得健康吃的享受的精髓所在！

千萬別把堅果當成減醣零食

堅果是一種很難停下來的美食，不是你說停、就可以停下來的。所以我建議堅果可以打在綠拿鐵裡，或放在沙拉裡增添風味與口感。

蛋白質與碳水化合物分開攝取

透過花花老師設計的食譜，將蛋白質與碳水化合物分開來攝取，有以下這些好處：

・可以輕鬆、美味補充油脂。

・不用擔心油脂的攝取量，兩杯飲品簡單補充每日所需好油。

・不必擔心高溫讓油脂變質或破壞營養素。

・讓你午餐、晚餐可以跟家人和朋友一起享受，只需計算蛋白質與碳水化合物，掌握 1 碗肉、1 碗深綠色蔬菜、1 碗其他配菜的原則，就算是外食、聚餐的減醣飲食也會變得好容易。

　一杯用無糖飲料與好油打成的火箭飲料，還有含有豐富纖維質、維生素的綠拿鐵，讓你在不改變飲食習慣的前提下，輕鬆地達成減糖目標。

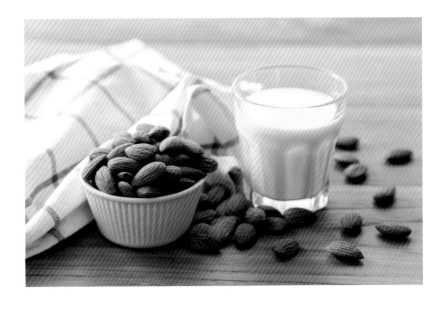

一定要學的 自製好油及準備器具

有道是工欲善其事、必先利其器！有了方便順手的好用具，可以讓你減醣之路更加順利！

Blendtec

很多人第一次看到美國品牌 Blendtec 應該都是從 You Tube 上絞碎 iPhone 的影片得知。

身為一個「廚師＋媽媽」，要為不同階段成長的孩童準備飲食，從嬰兒副食品、學齡前兒童的手指食物、學齡成長期的假日點心、睡前飲品，甚至是轉大人輔助身高用的補湯，我都希望能有一台長期伴著孩子成長的好機器。不單是孩子，還有先生、長輩們每天早上要喝的好油綠拿鐵、營養開胃口的堅果飲料，都能因應需求滿足家人對營養的需求以及想望。

Blendtec 食物調理機專業 800，這款強大調理機擁有市售最高 3.8 匹馬力，搭配超厚不鏽鋼鈍刀，擊碎食物更輕鬆，而且好清洗，就算小孩幫忙清洗也不擔心會被刀片割傷手，特殊設計的 5 角容杯，轉動時食材會自動推向中心，360 度全方位無死角，重點是飲品不須過濾，口感卻更細緻；加上 6 組預設模式及 11 種段速，手指輕輕一滑，連孩子、長輩都可以輕鬆幾秒間調整出各種料理。

飲品的細緻度是我對機器最大的要求，再怎麼營養的綠拿鐵，如果適口性不足，孩子與長輩無法入口，還是英雄無用武之地！因此 Blendtec 高馬力加上鈍刀擊碎食物的超高效能，無論好油綠拿鐵、火箭飲料、自製醬料、甚至是脂肪炸彈，都可以輕鬆完成，並且簡單就有效的豐富全家人營養多樣性。

隨身小型 USB 充電果汁機

輕巧的設計可以放在辦公室，甚至可以放在包包裡，出門只要能找到便利商店，就可以輕鬆補充一杯火箭飲料。如果當天已經規劃外出，甚至可以將綠拿鐵材料備好，在便利商店借熱水，就可以享用一杯綠拿鐵，這絕對是你一定要準備的好工具！

bamix® 寶迷手持調理棒

bamix® 是世界上最早的手持式食物調理機。100% 瑞士製造，非常重視品質，由於 bamix® 原本設計就是設定終生使用，因此在易用性及耐久性上非常用心！

早晨，可以用 bamix® 為自己親手打一杯火箭飲料！下午，你可以打一杯好油綠拿鐵或是濃湯，不但如此，它的攪拌功能還可以拿來製作好油的甜點，還有晚餐的切碎、切片、研磨、打蛋，一日飲食都可以使用。

從攪拌、混和、切碎、打發、研磨，只需要換刀頭就可以輕鬆使用各種功能（奶泡杯、打蛋器、冰淇淋機、攪拌機、榨汁機、豆漿機、搗泥器、果汁機／調理機、手提攪拌機、手搖式碎冰機、切碎機、奶泡器、咖啡研磨器、磨泥器），甚至是廚房料理研磨、切片和切碎都可以運用。

本書食譜的火箭飲料可以用 bamix® 充分攪拌至乳化，綠拿鐵可以用 bamix® 打到細緻無顆粒，好油點心的攪拌 bamix® 更是好幫手，最後的醬料單元更是需要他，因為打醬才是 bamix® 的強項！

投資一台全功能的機器，會讓你料理時更加得心應手！

無敵美味的自製酥油

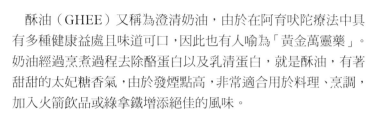

酥油（GHEE）又稱為澄清奶油，由於在阿育吠陀療法中具有多種健康益處且味道可口，因此也有人喻為「黃金萬靈藥」。奶油經過烹煮過程去除酪蛋白以及乳清蛋白，就是酥油，有著甜甜的太妃糖香氣，由於發煙點高，非常適合用於料理、烹調，加入火箭飲品或綠拿鐵增添絕佳的風味。

酥油容易保存、味道可口、好消化的特質，是花花老師最喜愛的油品！市面上的 GHEE 價格不親民，因此花花老師教大家如何使用最簡單的方式製作擁有太妃糖香氣，而且口感滑順、無沙粒感的酥油。

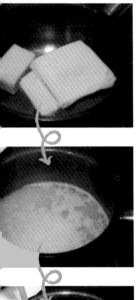

材料：

奶油 500g（成品約 400g）

工具：

直徑 20cm 銅鍋或厚底的鍋具（為了保持穩定的溫度）

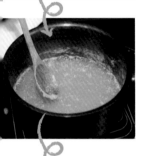

作法：

1. 將奶油放入鍋內，中火加熱，待滾後轉中小火。
2. 加熱 20 ～ 30 分鐘，直到乳清蛋白揮發、酪蛋白呈現金黃色，奶油清澈見底就可以（如果有溫度計，可以測量大約 120~125℃度）。
3. 趁熱裝入玻璃罐中（溫度很高請小心），放入冰箱急速冷凍 3 小時。
4. 取出放置室溫保存使用。

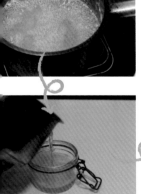

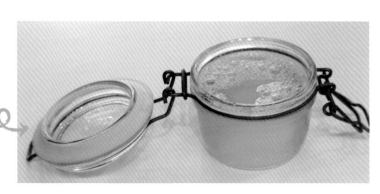

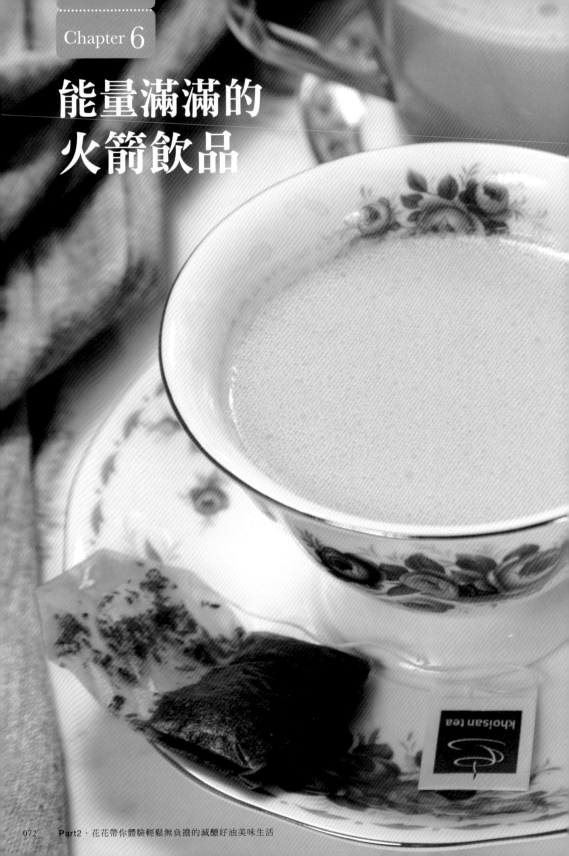

Chapter 6

能量滿滿的
火箭飲品

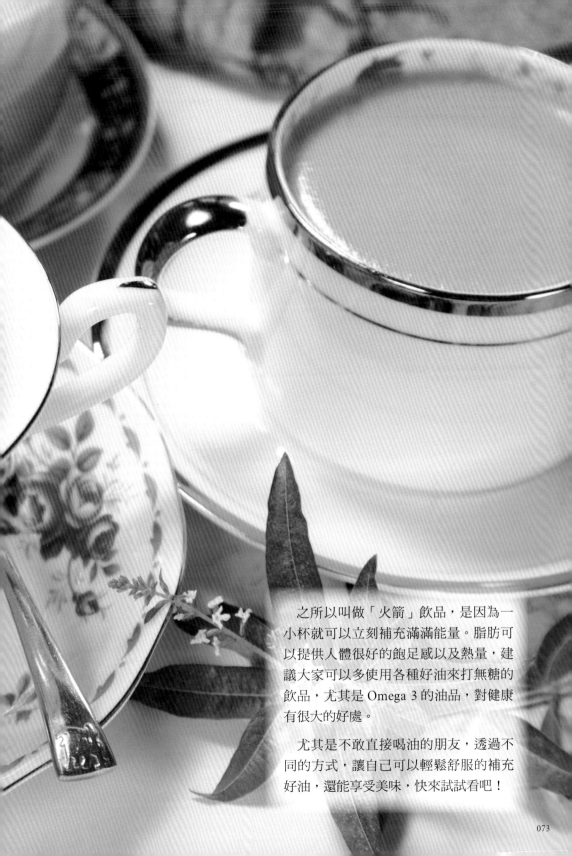

之所以叫做「火箭」飲品，是因為一小杯就可以立刻補充滿滿能量。脂肪可以提供人體很好的飽足感以及熱量，建議大家可以多使用各種好油來打無糖的飲品，尤其是 Omega 3 的油品，對健康有很大的好處。

尤其是不敢直接喝油的朋友，透過不同的方式，讓自己可以輕鬆舒服的補充好油，還能享受美味，快來試試看吧！

火箭飲品的材料與作法

材料：

熱咖啡 250ml
也可以替換成綠茶、烏龍茶、洋甘菊茶、薄荷茶、薰衣草茶、紅茶、青草茶、仙草茶……任何無糖無奶飲品都可以。

油 15~45g
核桃油、榛果油、杏仁油、自製酥油、橄欖油、可可脂……任何冷壓初榨的油品。

少量玫瑰鹽（亦可以省略）

作法：

1. 所有材料用果汁機打到乳化，會比較好喝。
2. 油可以只加一種，或是混合好幾種都可以。
3. 若有飢餓感時，油量可以稍微增加，消除饑餓感。

經典酥油茶

最經典的火箭飲品，有著濃郁佛手柑清香的伯爵茶與酥油融合在一起，讓你第一次就愛上火箭飲品。

材料 伯爵紅茶200ml、酥油20g

Memo 酥油又叫「澄清奶油」，在製作的過程由於蛋白質梅納反應，產生像是太妃糖的香氣，加在茶飲裡會有天然的焦糖香氣！無論是打茶飲或是咖啡都很好喝！

亞麻薄荷茶

清新醒腦的薄荷茶，可以完美掩飾亞麻仁油微苦的口感，是早晨舒服清新的好飲品。

材料 薄荷茶200ml、亞麻仁油20g

Memo 亞麻仁油含有豐富的 Omega 3 脂肪酸，尤其是外食族攝取過多的 Omega 6 油脂，可以多攝取 Omega 3 的油品讓脂肪酸均衡。另外，建議此款飲品薄荷茶溫度不要超過 70℃，以求完美保留亞麻仁油的營養成分。

泰式椰香奶茶

椰子油濃郁的熱帶風情與泰式紅茶的結合，可說是最完美的異國風情火箭飲品，類似泰式奶茶的口感，濃郁豐厚有著滿滿的飽足感。

材料　泰式紅茶200ml、椰子油25g

Memo　椰子油由於中鏈脂肪酸含量高，抗氧化能力特別好，溶解性也好，加上椰子油的分子小，容易溶入食物中，讓食材的風味更佳。

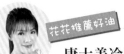

花花推薦好油

康士美冷壓去味椰子油

以添加少量 MCT 油來調和椰子油過於濃膩的香氣，特別加入椰肉內膜壓榨，增加維他命 E，讓營養更加分！

濃情可可

冷冷的冬夜好想來上一杯暖呼呼的可可，生酮的酮伴也可以享受有著濃郁可可果酸、帶著優雅可可脂甜味的暖身飲品。

材料　可可脂20g、可可膏15g、榛果油10g、熱水180ml

Memo　可可脂是在製作可可粉的過程中提取的天然食用油，是最穩定的食用油，因為有防止變質的天然抗氧化劑，讓它能儲存 2 到 5 年。可可脂賦予巧克力入口即化的獨特口感，並具有濃重而優美的香味，放在嘴裡很快融化，一點也不感到油膩，具備了各種植物油脂的一切優點，很少油脂能與其媲美。

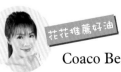

花花推薦好油

Coaco Berry 可可脂粉

製成粉狀可以快速溶解，風味濃郁、油質輕盈，做成可可相關飲品質感極佳。

舒福草香茶

覺得工作壓力過大，午茶時間想要來杯讓人好好放鬆的飲品？具有豐富草香的舒福茶加上草香濃郁的紫蘇油，讓你放鬆緊繃的精神，休息一下再出發！

材料　舒福茶200ml、紫蘇油20g

Memo　紫蘇油可以降血脂，還能健腦提高學習力及記憶力，濃郁的草香讓人覺得放鬆。紫蘇油也是富含 Omega 3 脂肪酸的油品，因此建議舒服茶溫度不要超過 70℃，才能保留充足的營養成分。

晚安修復茶

睡前想來上一杯安撫心靈又能讓自己好好休息，修復身體的好飲品，來杯晚安修復茶就對了！

材料　薰衣草茶200ml、印加果油20g

Memo　21 世紀超級食物印加果（印加語稱 Sacha Inchi），又稱印奇果、南美油藤、星星果，原生長在南美洲亞馬遜河流域熱帶雨林。在南美洲印加地區已被當地原住民應用了數千年的歷史。

印加果油主要由多元不飽和脂肪酸組成，含量明顯高於其它所有油料植物。其 ω-3、ω-6、ω-9 三種不飽和脂肪酸可高達 93%。印加果油不僅 ω-3 含量高達 48%，是核桃油的 3 倍有餘，且擁有絕佳的 ω-3：ω-6 比例，接近 1:1，可提供現代人補充必需脂肪酸的便利性及均衡性。

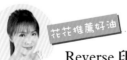
花花推薦好油

Reverse 印加果油

REVERSE 印加果來自老撾地區（寮國）天然無污染的有機印加果園農場，擁有天然種植環境以及優良種植技術，確保每一顆果實的優良品質。從種植、採收、篩選、清洗、製造與運輸，堅持以最簡單方式—低溫冷壓初榨，製作最高品質的印加果油。

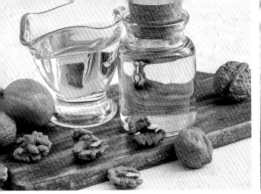
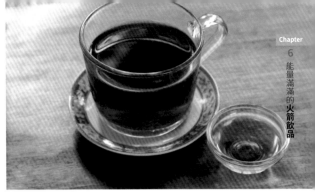

核桃奶香茶

英式紅茶沈穩的香氣，與核桃踏實的風韻，是我最喜歡的組合！

材料　英式紅茶200ml、核桃油20g

Memo　核桃油營養豐富，口感清淡爽滑，非常容易消化吸收，所以被廣泛用在兒童發育時期、女性妊娠時期及產後康復，加上核桃油含有約 20% 的 Omega 3 脂肪酸，也是平衡脂肪酸的好選擇。

榛果咖啡

清爽微甜榛果香氣，真的是咖啡好伴侶，完美的金沙巧克力香氣，讓人誤以為情人節即將來到。

材料　美式咖啡200ml、榛果油20g

Memo　榛果油含有各種礦物質、維生素 A、B1、B2、D、E、卵磷脂和蛋白質，但相較於它豐富的營養成分，我更是偏愛它浪漫到不行、讓人陶醉不已的迷人香氣。

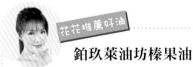
花花推薦好油

鉑玖萊油坊榛果油

是我喝過香氣層次最棒的榛果油！只要加上 10g，迷人的香氣就會讓你沈醉！

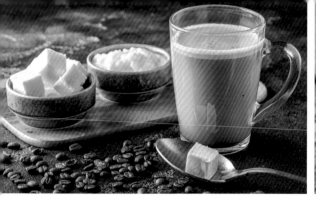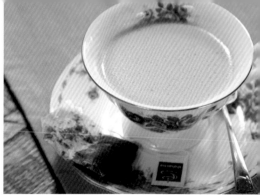

玫瑰杏仁茶

浪漫的玫瑰茶，淡雅的杏仁油，這可是午後不可多得的浪漫時光，一杯好茶、一塊低醣餅乾，真是愜意的時光！

材料　玫瑰茶200ml、杏仁油20g

Memo　杏仁油中含有多種人體必需的維生素及微量元素，尤其是脂溶性維生素 E 的含量高達 65.8mg/100g。維生素 E 不僅具有抗氧化作用，而且可以清除人體內的自由基，保護細胞膜的作用。

印度香料堅果茶

印度香料茶複雜的香氣，和開心果豐富的層次，組合出讓人驚喜的味蕾刺激！

材料　印度香料茶200ml、開心果油20g

Memo　開心果油帶著碧綠透亮、香氣豐盈、層次豐富，是高檔的食用油！

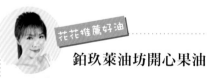 花花推薦好油

鉑玖萊油坊開心果油
非常喜歡鉑玖萊油坊的優質開心果油，開心果油的香氣和白身魚，簡直是完美到不行的組合！

草香舒醒茶

一早起床總覺得醒不來，來個輕柔草香的馬鞭草茶，搭上一樣有豐富草香的橄欖油，開啟一天的美好！

材料　馬鞭草茶200ml、橄欖油20g

Memo　品質優良的特級冷壓初榨橄欖油含有大約 30% 的多酚，多酚是良好的抗氧化物，可以幫助減緩人體的發炎。

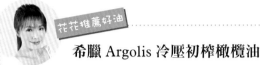

花花推薦好油

希臘 Argolis 冷壓初榨橄欖油

晶華酒店、艾美酒店指定用油，品質極高不在話下！5 公升桶裝CP 值超高，對於用油很兇的酮伴們，是很經濟實惠的選擇！

瘋狂烏龍奶茶

烏龍茶的濃郁和摩洛哥堅果油核果香的結合，瘋狂地讓香氣豐盛你的味蕾吧！

材料　烏龍茶200ml、摩洛哥堅果油25g

Memo　摩洛哥堅果油（Argan Oil）在護膚上效果奇佳而聲名大噪，然而很多人不知道，摩洛哥堅果油其實也是珍貴的食用油，適用於製作冷、熱膳食，數個世紀以來都是摩洛哥美食的重要原料，如今也有越來越多西餐大廚成為這種油的愛用者。

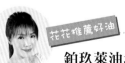

花花推薦好油

鉑玖萊油坊摩洛哥堅果油

飽和脂肪 19.1%、Omega 3 含 4%、Omega 6 含 29%、Omega 9 含47.2%，除了可以替代橄欖油，也很適合佐沙拉使用，職人對選果的堅持，保留完美堅果香、微微炭燒香氣，連米其林廚師都愛不釋手的好油！

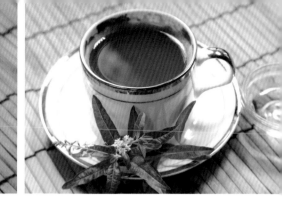

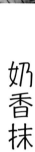

奶香抹茶

最容易取得的奶油以及抹茶粉,攪打後抹茶微微的苦甘香與奶油的香氣融合,抹茶控絕對不能錯過。

材料　抹茶粉2~3g、水200ml、奶油25g

Memo　抹茶當中的葉綠素具有良好的排毒效果,能夠幫助清潔血液和除去重金屬、化學毒素和激素干擾物等。此外,抹茶中的兒茶素是一種強大的抗致癌物質,能夠清除人體的自由基,也是火箭飲料很棒的選擇。

◆·◇·◆·◇·◆·◇·◆·◇·◆·◇·◆·◇·◆·◇·◆·◇·◆·◇·◆·◇·◆·◇·◆·◇·◆·◇·◆·◇·◆·◇·◆

洋甘菊安眠茶

很多朋友問我,偶爾晚上肚子餓,可是喝含咖啡因的飲料會睡不著怎麼辦?這時候沒有咖啡因的洋甘菊茶就是最好的選擇!

材料　葡萄籽油25g、洋甘菊茶200ml

Memo　冷壓初榨的葡萄籽油有著淡淡的葡萄酒香氣,加在洋甘菊茶裡是很放鬆的味道!

南非博士酥油茶

很多朋友對於含咖啡因的飲品十分敏感，常會問我除了花茶之外，是否還有其他選擇？這時我就會建議南非博士茶！南非博士茶和酥油的結合香氣十分濃郁，是非常適合冬日以及睡前的茶品。

材料　南非博士茶200ml、酥油50g

Memo　博士茶是一種灌木植物，其根可以深入土壤4、500公分，為何會呈現紅色？是因像針狀的樹葉大量吸收土壤中的礦物質，使它能在高溫差和氣候嚴峻地區生長，並促進它的氧化。由於針狀樹葉富含高礦物質、高抗氧化，因此當地有「長壽茶」、「奇蹟茶」等稱號，已在當地有300年的飲用歷史，所以也有南非國寶茶的美譽，也因為博士茶屬於草本植物，不是一般的茶樹，所以無咖啡因、無茶鹼與非常微量的單寧酸是博士茶的最大特色。

博士茶從6個月以上的全人類都可以飲用，也可以協助懷孕中、月子期與正在哺乳的媽咪泌乳，其中豐富的礦物質可以迅速補充媽媽所需的礦物質與營養，以及高達19種抗氧化成分，其中超氧化物歧化酶(Super Oxide Dismutase簡稱SOD)是最重要的抗氧化物，以一包2.5g的科伊桑博士茶泡10毫升為例，可測出11萬單位的SOD，因此博士茶對於降血脂、膽固醇、軟化血管、保護肝腎、維護心血管健康具有一定的效果，還可以預防癌症、糖尿病、高血壓、抗發炎與病毒感染，有心臟病、三高、糖尿病、胃潰瘍的人均可飲用。在歐美，博士茶已經是非常普遍且蔚為流行的媽媽茶。

南非博士茶也富含鎂，有很好的安神安眠效果，我自己會在睡前喝一杯，當天晚上會睡得特別沈穩！

花花推薦好茶

科伊桑南非有機博士茶

科伊桑(Khoisan tea)在南非堅持做出高品質的有機博士茶，從種植、育苗、收成、乾燥、包裝與出口一條龍製造與科學管理，有機種植、最精細切割、不含枝條碎片，其中含葉量高（因為博士茶營養成份都集中在葉子），絕不另外添加梗、稻麥與任何其他添加物是重點，因此屬於高等級的博士茶。也因為科伊桑嚴格的品質把關，所以通過猶太認證與穆斯林認證雙重認可，當然也符合歐盟美國等先進國家的有機認證！我非常喜歡科伊桑的香草口味以及薑味的國寶茶。香草口味是含有6%最頂級的馬達加斯加有機波旁香草調製，濃郁高貴的香氣讓我想要一杯接一杯！薑味在冬天晚上喝，感覺手腳都暖起來了，內含20%有機生薑，卻很舒服且不嗆辣的帶有花氣薑香，暖身也暖心！」

Chapter 7

兼具飽足感和功效的減醣好油綠拿鐵

綠拿鐵，讓我輕鬆補充優質營養與美味的好幫手！

初聽到「綠拿鐵」一詞時，很多人會想到「綠色拿鐵」，誤以為是抹茶拿鐵之類的飲品。

第一次聽到這個名詞我也愣了一下，但真的喝了之後發現這名字取得真好！

「綠」是它的顏色，綠拿鐵主要的材料是綠色蔬菜，漂亮的鮮綠色是它的代表色！

「拿鐵」則是形容它的狀態，尤其是加進優質的油脂來製作，好油與溫熱水打到乳化，呈現漂亮的嫩綠色，看起來像是抹茶拿鐵一般。如果用生機調理機來攪打，細緻綿密的口感像極了奶昔，非常的美味。

除了蔬菜豐富的纖維質、維生素、礦物質，加上堅果有豐富蛋白質、油脂，可以加溫熱水、豆漿、杏仁奶來製作，是一款非常適合忙碌現代人快速補充健康活力的飲品。

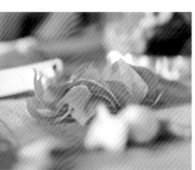
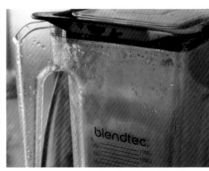
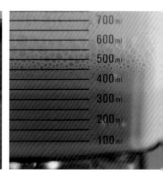

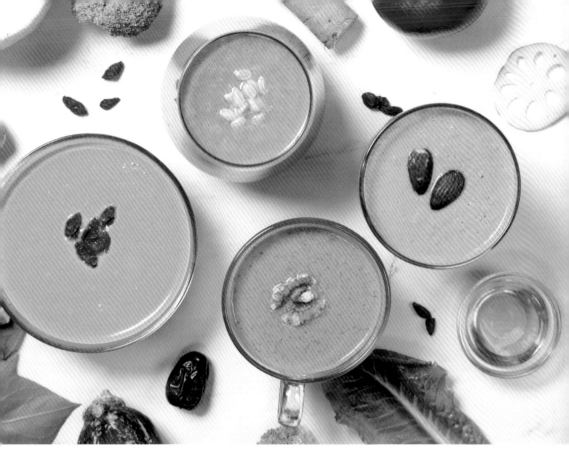

　　喝綠拿鐵一年半的時間,忙碌的我通常將綠拿鐵當作午餐的代餐,尤其是炎熱夏日不想煮午餐的時候,我通常在早餐準備好食材,午餐時間直接放入果汁機打好,可以是溫的、也可以是涼的,一邊工作一邊喝,一大杯不但可以補充所需的營養成分,又有飽足感。

　　我先生在還沒進行低醣飲食之前,這一杯綠拿鐵就當成他的早餐,他不喜歡一早喝涼的飲品,我通常會打溫的綠拿鐵,他覺得不但很方便,因為加了好油,甚至到午餐前都不感到飢餓,而且精神很好,腸胃也感覺很舒服。不但如此,光是用綠拿鐵當早餐,就讓他一個月瘦了兩公斤,也算是一個意外的收穫。

　　坊間大部分的綠拿鐵食譜都是喝冰涼的,由於我們家人的體質比較虛寒,喝一大杯涼飲實在很不舒服,因此我花了一些時間研究出各式各樣溫的綠拿鐵,其實溫熱的綠拿鐵更像是一碗濃湯的感覺,喝完後胃暖了、身體也暖了。尤其是剛起床身體機能都尚未甦醒,實在不適合喝冰冷的飲品,建議你一定要試試看,相信會顛覆你對精力湯的印象。

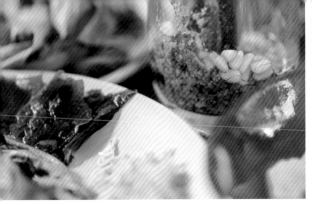
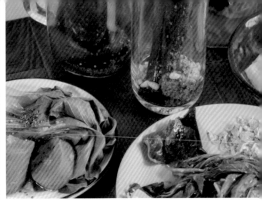

溫熱好油綠拿鐵的好處

· **剛起床的身體最適合喝溫熱飲。**早上喝溫熱的綠拿鐵，可以讓腸胃比較舒服，尤其是溫熱的飲品對身體有鎮靜作用，有助於放鬆腹部肌肉、緩解痙攣和疼痛。尤其是經痛或頭痛時，更是應該要喝溫熱的飲品。

· **溫熱的綠拿鐵口感更加分。**使用溫熱水製作綠拿鐵，可以讓油脂更加有效率的乳化，讓綠拿鐵的口感更加滑順適口！

· **幫助脂溶性維生素的吸收。**蔬菜裡有不少脂溶性的維生素，加入溫熱水和油脂一起打，可以幫助身體吸收這些脂溶性的維生素，讓吸收效率更好，營養更加分。

· **方便快速食用。**多種蔬果濃縮在一杯，一次獲取多種營養、豐富的纖維。甚至能分解毒素與多餘膽固醇和脂肪，使腸胃裡的老廢物質能順利排出體外，讓身體維持健康的平衡，還具有清潔、補充等功效。

· **糖尿病患也可以安心享用。**少了含糖量較高的水果，還加了優質的好油，讓糖尿病的朋友也可以安心地享用。

· **聰明選擇常溫綠拿鐵。**受熱會破壞的營養素，例如維生素C、葉酸、B1、泛酸、Omega 3的油品，就建議大家選擇常溫飲用，保留完整的營養。

· **增加飽足感。**無論是吃低醣、減醣以及想瘦身的朋友，最困擾的大概就是飢餓難耐的問題！利用一杯充滿營養的綠拿鐵來增加飽足感，提供身體所需營養後，自然就不會感到飢餓，可以讓你的瘦身計畫更輕鬆地執行！

什麼人適合綠拿鐵？

若是可以聰明地利用不同食材的屬性來製作各式綠拿鐵，其實大人小孩或是長輩都很適合！

· **想要輕鬆體驗好身材的朋友**。可以用以下的方式來享用減醣綠拿鐵！很多朋友這樣嘗試一個月後，就輕鬆瘦下三、四公斤！

1. 早餐喝減醣綠拿鐵。

2. 午、晚餐盡量避開精緻澱粉（三白：白飯、白麵、白麵包）、含糖的食物、加工食品、零食，但依然要注意多攝取深綠色蔬菜、優質蛋白質補充營養，尤其是晚餐絕對不吃含醣量高的食物。

3. 若是還是有飢餓感，隨時可以增加一杯綠拿鐵增加飽足感，吃飽了才不會想要亂吃東西。

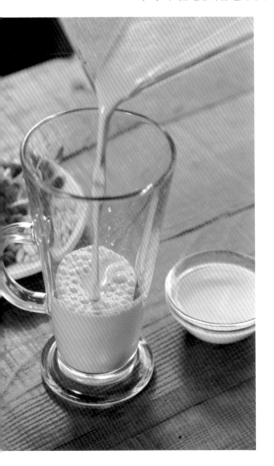

· **忙碌的上班族**。上班族午、晚餐時常隨意一碗麵、滷肉飯甚至一碗泡麵就打發了！實際上這些餐食的營養通常比較不足，綠拿鐵就是一個方便補充營養的好選擇，讓自己補充豐富的營養素，有了好的身體、充足的體力，才能面對工作上的挑戰！

· **課業壓力大的學生**。學生課業壓力大，一般外食的餐盒通常為了能吃飽而飯量較多，較難兼顧營養均衡。我會建議如果家中有面對考試壓力的學生，可以一天一杯綠拿鐵，補充豐富的營養、膳食纖維！營養充足精神自然好，學習效率提升之後，更容易得到好表現！

· **素食的朋友**。素食者最常忽略的就是好油的攝取，透過我特別為亞洲人設計的好油綠拿鐵，讓營養能充分吸收，並維持身體荷爾蒙的合成以及修復，讓你吃得更健康有活力。

製作綠拿鐵的貼心提醒

· **食材選擇**。建議挑選無農藥、自然農法生產的蔬果與食材。畢竟大部分食材只有簡單川燙，避免農藥或是化學藥劑殘留對身體的危害。

· **挑選當地當季食材**。不同時令生長的蔬菜就是適合當季的食物，而且當季的蔬菜種植較為輕省，不需要過多的農藥或是肥料，最重要的是價格實惠，而且新鮮，是綠拿鐵材料的首選。

· **清洗要確實**。蔬菜水果最好用流動清水沖洗1～2分鐘，也可以加一點鹽稍微浸泡5-10分鐘再以清水沖淨。

· **不習慣生食蔬菜的朋友可以川燙**。川燙可以解決蟲卵、或是不乾淨的問題，也可以讓食材變軟，果汁機打的更細緻會更好入口。

· **少量多次購買**。種子、堅果類的食材含有豐富油脂與營養素，但因為有油脂氧化與變質的問題，還是建議大家買小包裝，趁新鮮盡快用完。

　　希望大家都可以透過親手製作各式減醣綠拿鐵，得到更輕鬆、健康的美好生活。

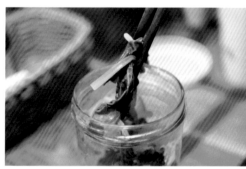

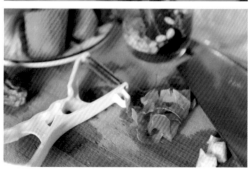

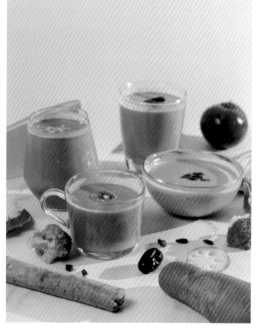

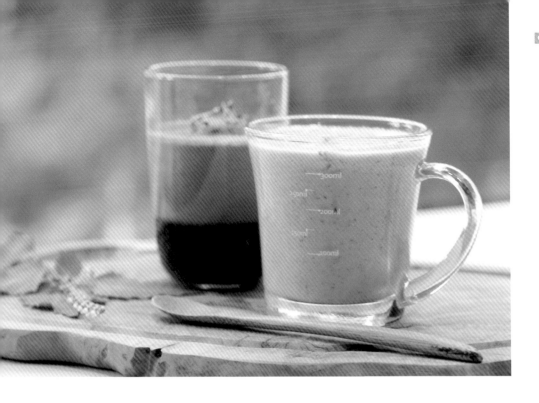

綠拿鐵怎麼喝

　　建議大家可以將這個綠拿鐵當做早餐的代餐，可以依照你減糖的階段選擇來調整油量！如果你只是第一階段減醣，可以先從一天補充 20g 油脂開始，如果你是第三階段的朋友，也許可以早晚各一杯，或是增加油脂的份量！都可以依照你的狀況來微調（減醣階段請參閱 P43）。

　　如果你喝一杯感覺不到中午就餓了，也可以增加一倍的份量，依照你的狀況調整。

　　最後提醒大家，綠拿鐵裡的油脂我建議大家添加對身體有幫助的好油。

　　外食族：建議多使用 Omega 3 的油品，包括亞麻籽油、印加果油、核桃油。

　　自己料理：建議除了 Omega 3 的油品，還可以使用酥油、奶油、橄欖油。

　　讓這杯綠拿鐵，為你加滿好油！

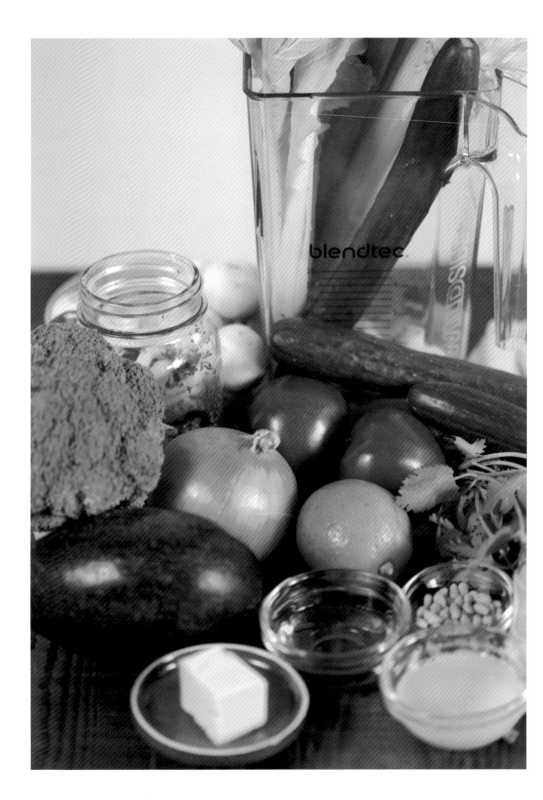

減醣好油綠拿鐵材料與作法

材料：

特別注意！
量不可以多！

綠葉高纖蔬菜或芽菜一份 60g
以深綠色為主，例如綠花椰、芹菜、莧菜，芽菜則有青花椰芽、紫高麗芽、豌豆芽、蕎麥芽……不喜歡生菜味道的朋友可以一次燙熟，分三、四天使用。

適量優質的碳水化合物、蔬果 10~15g（可省略）
例如：南瓜、地瓜、山藥、燕麥、豆類……等優質碳水食物中有許多身體必須的營養素，搭配油脂一起吃，還可以有效減少對胰島素的刺激。

油脂 20~45g
奶油、亞麻仁油、紫蘇油、自製酥油、橄欖油、沙棘油、可可脂……等任何優質油品，可以只加一種或是加很多種。一般我都會加 10g 的酥油，會很像奶油濃湯！其他的油可以自由搭配，想加什麼都可以，總量可以加到 45g。

酪梨 50g
加酪梨會很美味，沒有酪梨可以多加 30g 的深綠色蔬菜。

堅果 5~10g
奇亞籽、亞麻籽、可可碎仁、胡桃、夏威夷果等各種堅果，花花很喜歡加亞麻籽，會有自然的濃稠，很像濃湯好好喝！

鹽、香料、胡椒 適量

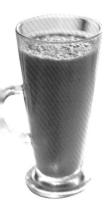

作法：

1. 建議如果是打熱的，一定要加鹽，鹽可以提出食材的甜味！還可以補充礦物質。
2. 如果體質寒的朋友也可以加一點薑汁，暖身暖胃！
3. 以上加滿熱水，用果汁機打成好喝的綠拿鐵。
4. 肚子餓的時候補充一杯減醣好油綠拿鐵，來不及吃飯時也可以打一杯，補充熱量以及營養素，還可以增加飽足感。
5. 建議使用 350ml 的杯子，將所有食材放入杯子裡，將熱水加到九分滿，用果汁機打細後慢慢喝，一天一杯 350ml 的份量就夠。

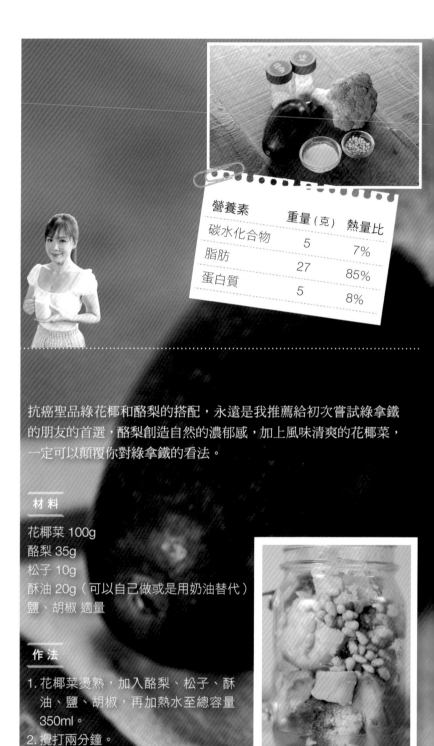

經典花椰菜酪梨綠拿鐵

抗癌保養

營養素	重量（克）	熱量比
碳水化合物	5	7%
脂肪	27	85%
蛋白質	5	8%

抗癌聖品綠花椰和酪梨的搭配，永遠是我推薦給初次嘗試綠拿鐵的朋友的首選，酪梨創造自然的濃郁感，加上風味清爽的花椰菜，一定可以顛覆你對綠拿鐵的看法。

材料

花椰菜 100g
酪梨 35g
松子 10g
酥油 20g（可以自己做或是用奶油替代）
鹽、胡椒 適量

作法

1. 花椰菜燙熟，加入酪梨、松子、酥油、鹽、胡椒，再加熱水至總容量350ml。
2. 攪打兩分鐘。

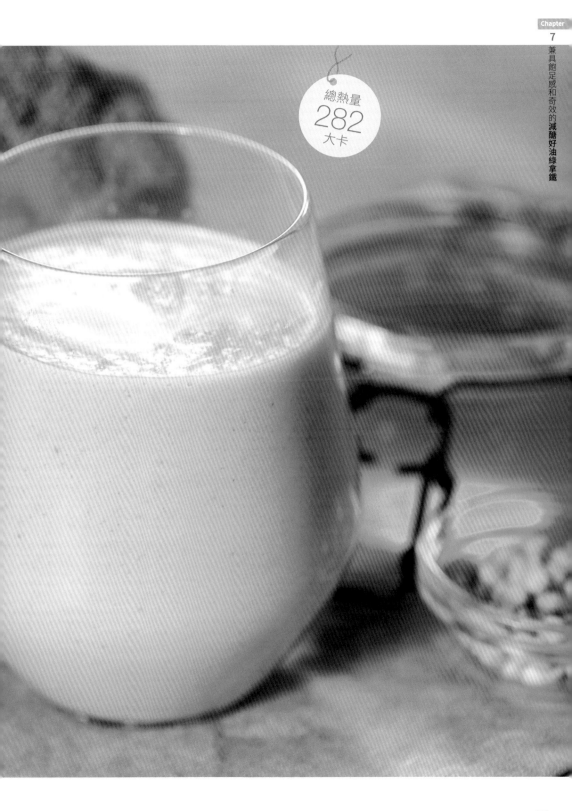

總熱量
282
大卡

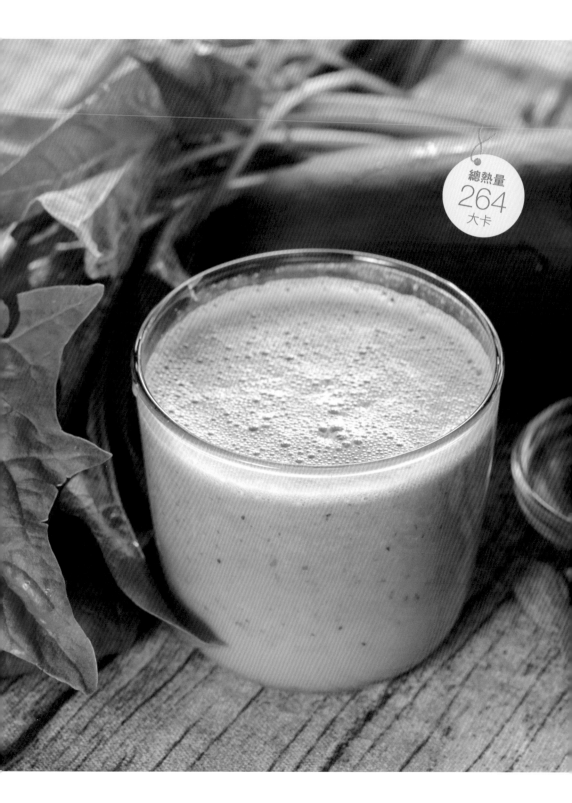

總熱量
264
大卡

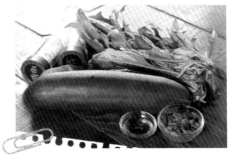

菠菜大黃瓜綠拿鐵

維生素 C 滿滿

營養素	重量（克）	熱量比
碳水化合物	8	12%
脂肪	23	78%
蛋白質	6	10%

大黃瓜含有豐富的維生素 C 以及黃瓜酶，可以促進新陳代謝，柔嫩肌膚；其中葫蘆素可以提高吞噬細胞的作用並且能夠加強免疫力；再來大黃瓜中所含的一些有機酸有抗菌消炎、生津潤喉的作用。菠菜也是富含維生素 C 的蔬菜，不但如此，還是蔬菜中含蛋白質比較高的青菜，尤其是素食者很適合呢！

材料

菠菜 75g　　　杏仁油 20g
大黃瓜 60g　　鹽、胡椒 適量
杏仁 10g

作法

1. 菠菜、大黃瓜燙熟，加入杏仁、杏仁油、鹽、胡椒，再加熱水至總容量350ml。
2. 攪打兩分鐘。

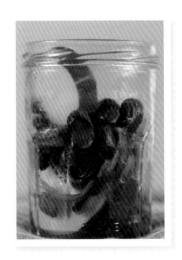

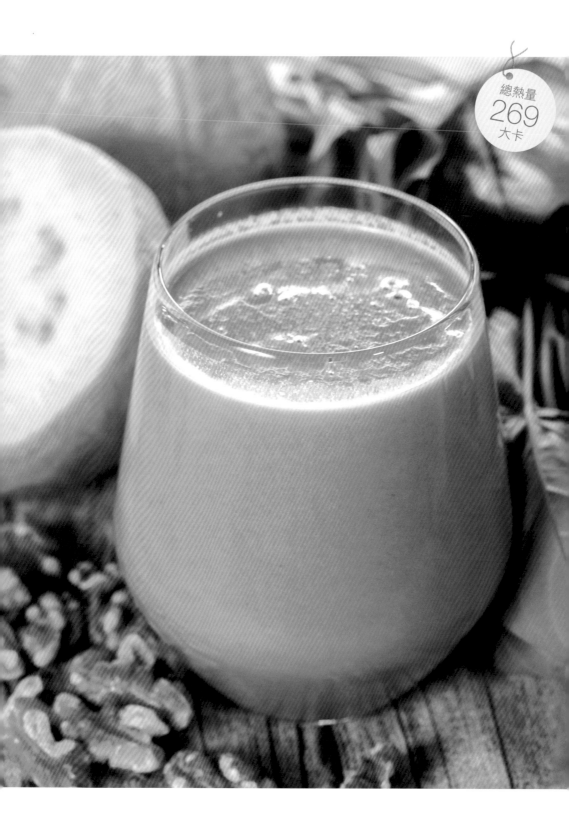

總熱量
269
大卡

抗氧化好朋友

地瓜葉芭樂綠拿鐵

營養素	重量（克）	熱量比
碳水化合物	4	6%
	25	87%
脂肪		
	4	7%
蛋白質		

地瓜葉中豐富的維生素Ａ、Ｂ胡蘿蔔素、葉黃素、玉米黃素，對於用眼過度的使用者來說，可以對抗氧化自由基的效用，但由於以上這些維生素都是脂溶性維生素，因此搭配好油一起打成綠拿鐵，會是最棒的選擇！

材料

地瓜葉 75g　　　核桃油 20g
芭樂 50g　　　　鹽、胡椒 適量
核桃 10g

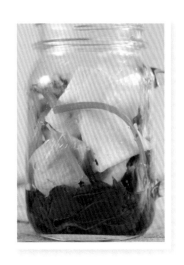

作法

1. 地瓜葉燙熟，加入芭樂、核桃、核桃油、鹽、胡椒，再加熱水至總容量350ml。
2. 攪打兩分鐘。

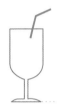

小白菜番茄綠拿鐵

營養素滿分

營養素	重量（克）	熱量比
碳水化合物	5	10%
脂肪	21	83%
蛋白質	4	7%

小白菜是蔬菜中含礦物質和維生素最豐富的菜，而且含有大量胡蘿蔔素，鈣、維生素 C、胡蘿蔔素都比大白菜高，可是營養素最豐盛的蔬菜。大番茄也是非常健康的蔬菜，其內含的茄紅素屬於脂溶性物質，特別適合加熱與油脂一同料理，更有助於吸收。

材料

小白菜 75g　　　　亞麻仁油 20g
大番茄 50g　　　　鹽、胡椒 適量
奇亞籽 10g

作法

1. 小白菜、大番茄燙熟，加入奇亞籽、核桃油、鹽、胡椒，再加熱水至總容量350ml。
2. 攪打兩分鐘。

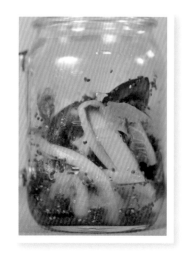

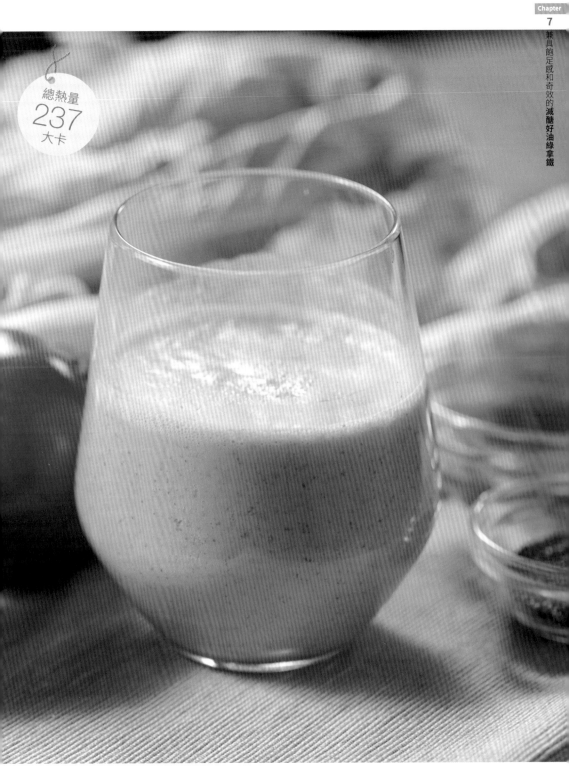

總熱量
237
大卡

兼具飽足感和奇效的減醣好油綠拿鐵

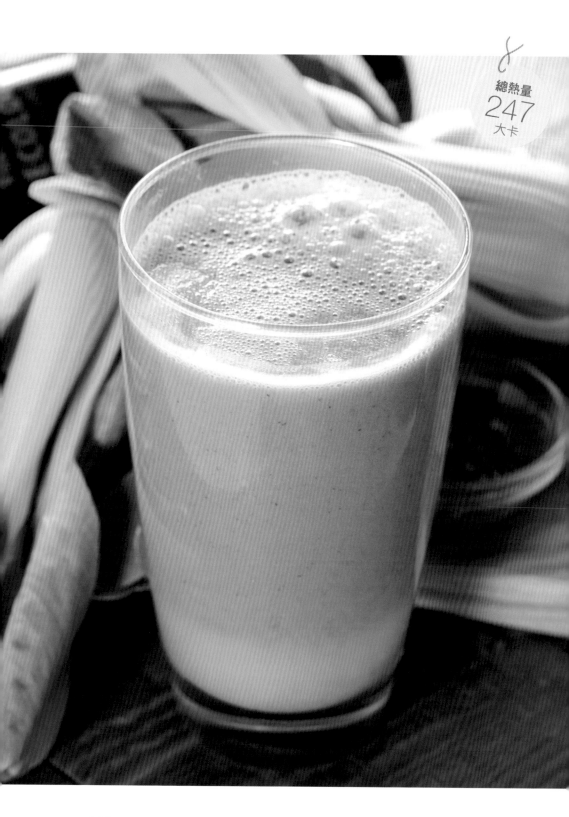

愛眼亮眸

青江菜胡蘿蔔綠拿鐵

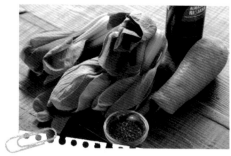

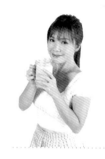

營養素	重量（克）	熱量比
碳水化合物	11	18%
脂肪	21	76%
蛋白質	3	6%

青江菜鈣含量高，也有深色蔬菜中豐富的維生素 C、β-胡蘿蔔素與葉酸，對眼睛很好，再來他特有的硫化物更是抗氧化的好幫手。胡蘿蔔含有很高的纖維素及硒元素，並富含維他命 B1、維他命 B2、維他命 B6、維他命 C、β-胡蘿蔔素等，只要是有脂溶性維生素都適合加熱以及與油一同烹調，會讓營養吸收效率更好唷！

材 料

青江菜 75g
胡蘿蔔 50g
奇亞籽 10g
橄欖油 20g
鹽、胡椒 適量

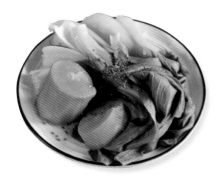

作 法

1. 青江菜、胡蘿蔔燙熟，加入奇亞籽、橄欖油、鹽、胡椒，再加入熱水至總容量350ml。
2. 攪打兩分鐘。

小松菜蝦皮海帶芽綠拿鐵

補鈣健骨

營養素	重量（克）	熱量比
碳水化合物	5	11%
脂肪	18	82%
蛋白質	3	6%

小松菜是含鈣量最高的深綠色蔬菜，它的色素成分「新黃質」能有效對抗肥胖，擺脫冬天代謝低落的困擾；不過，由於新黃質不耐熱，建議不要高溫加熱比較不會破壞有效成分。加上蝦皮跟海帶芽，豐富的鈣質及纖維質，而 Omega 3 豐富的亞麻仁油，絕對是補鈣健骨、幫助修復的綠拿鐵。特別提醒這款綠拿鐵不建議用滾水，使用 70℃ 的水來打，才能保留最多的營養素。

材料

小松菜75g
乾海帶芽3g
蝦皮 5g

亞麻仁油20g
胡椒粉 適量

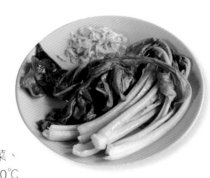

作法

1. 乾海帶芽用水泡開，加入小松菜、蝦皮、亞麻仁油、胡椒，再加70℃熱水至總容量350ml。
2. 攪打兩分鐘。

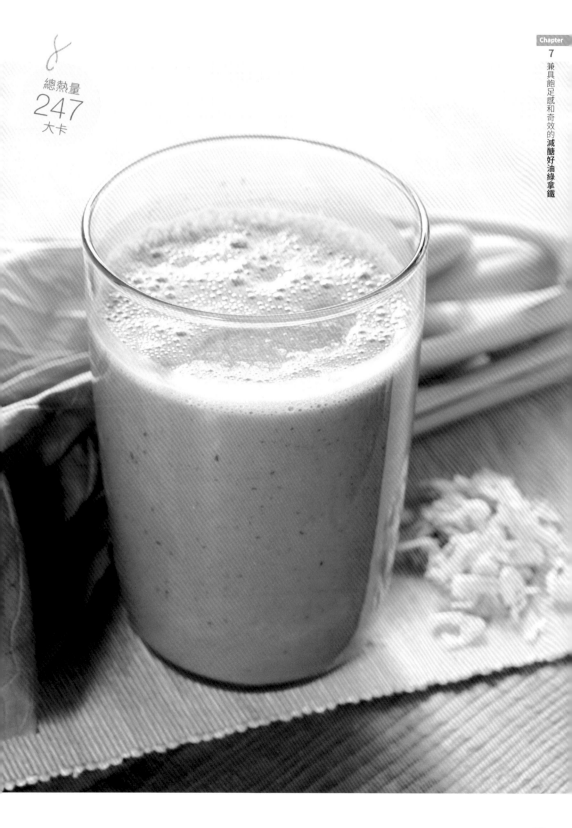

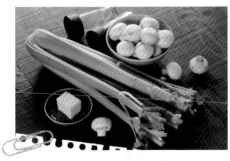

蘑菇西洋芹奶油綠拿鐵

提高免疫力

營養素	重量（克）	熱量比
碳水化合物	4	8%
脂肪	18	84%
蛋白質	4	8%

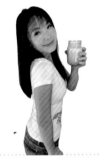

蘑菇營養豐富，味道鮮美，富含 18 種氨基酸，蘑菇中蛋白質的氨基酸組成比例甚至比牛肉更好。因此，美國人把蘑菇譽為「上帝的食物」，日本人認為蘑菇位於「植物食品的頂峰」，加上西洋芹跟奶油，是非常美味營養、有豐富蛋白質的一款綠拿鐵。

材料

蘑菇 125g
西洋芹 30g
奶油 20g
鹽、胡椒粉 適量

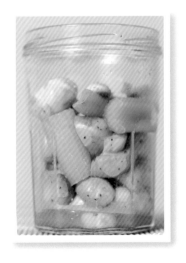

作法

1. 蘑菇切半、西洋芹切塊，炒5分鐘到有香氣出來，加入奶油、鹽、胡椒，再加熱水至總容量350ml。
2. 攪打兩分鐘。

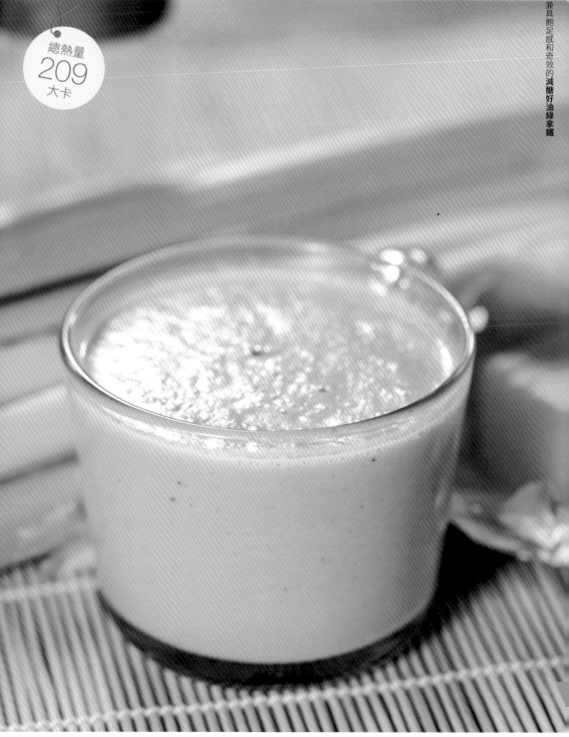

總熱量
209
大卡

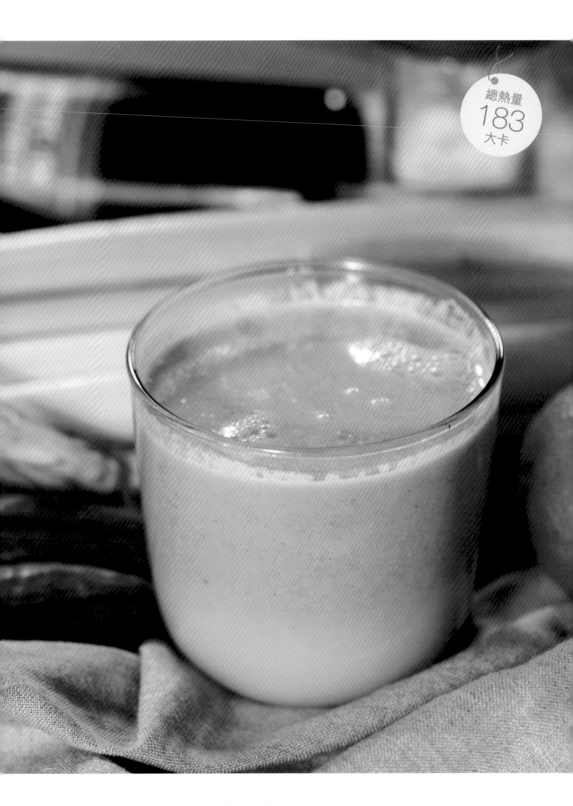

總熱量
183
大卡

美白亮麗

香菜小黃瓜西洋芹檸檬綠拿鐵

營養素	重量（克）	熱量比
碳水化合物	1	3%
脂肪	18	94%
蛋白質	1	3%

香菜富含維生素 C、胡蘿蔔素、維生素 B1、B2，還含有豐富的礦物質鈣、鐵、磷、鎂等，小黃瓜也含大量的維生素 B 群、C，加上檸檬和西洋芹，對於愛美的女生來說，這一款綠拿鐵可是讓你變白、變美的好選擇！

材料

香菜 15g
小黃瓜 75g
西洋芹 35g
橄欖油 20g

檸檬 1 片（去籽，約10g）
鹽 適量

作法

1. 香菜、小黃瓜、西洋芹切塊，加入檸檬、橄欖油、鹽，再加熱水至總容量350ml。
2. 攪打兩分鐘。

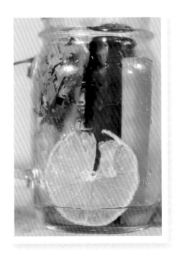

九層塔水耕Ａ菜泰式酸辣綠拿鐵

開胃助消化

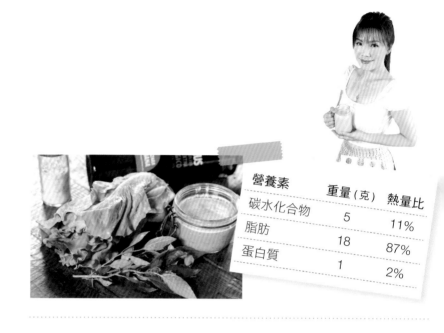

營養素	重量（克）	熱量比
碳水化合物	5	11%
脂肪	18	87%
蛋白質	1	2%

酸酸辣辣的綠拿鐵，最適合食慾不振的夏天呢！

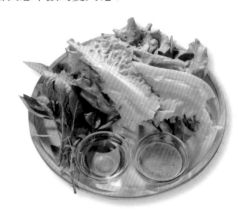

材料

九層塔 10g
Ａ菜 75g
泰式酸辣醬 15g
橄欖油 20g
鹽 適量

作法

1. Ａ菜燙熟，加入九層塔、泰式酸辣醬、橄欖油、鹽，加入熱水至總容量350ml。
2. 攪打兩分鐘。

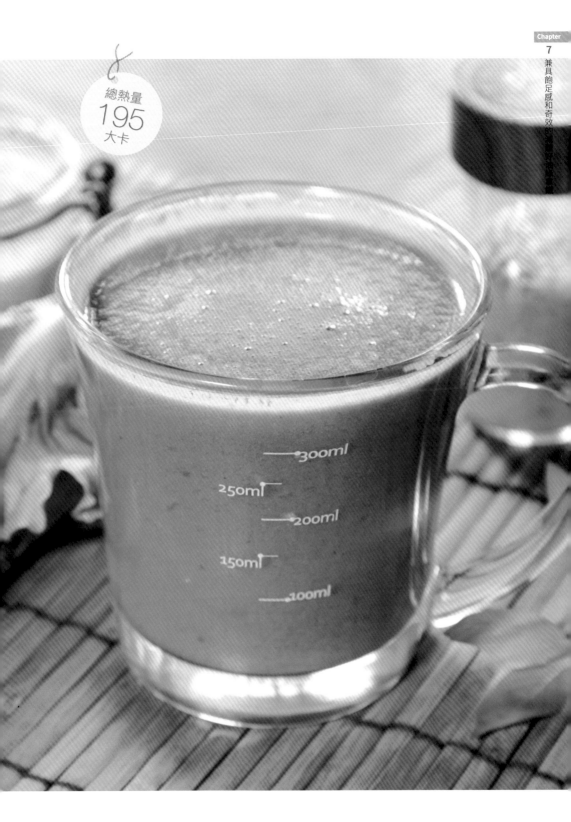

總熱量
195
大卡

300ml

250ml

200ml

150ml

100ml

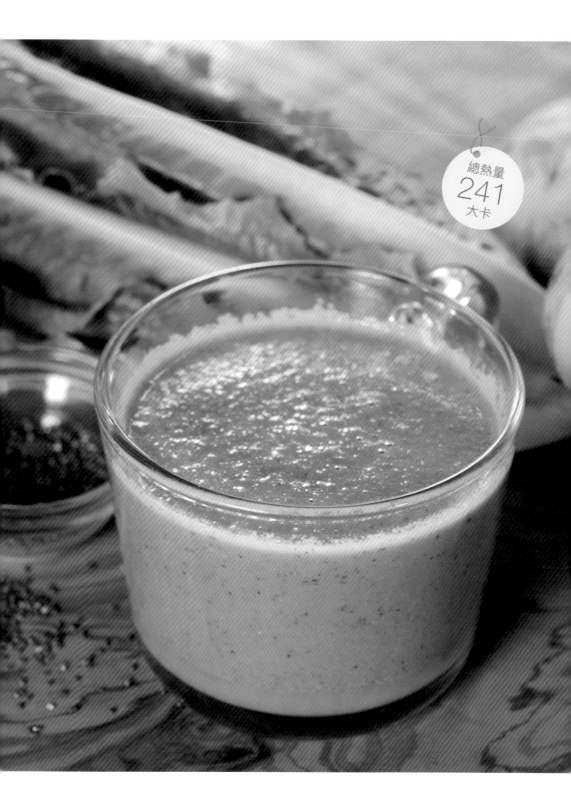

總熱量
241
大卡

蘿蔓蓮藕綠拿鐵

清熱消暑

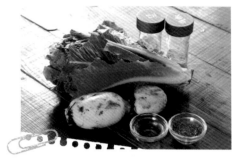

營養素	重量（克）	熱量比
碳水化合物	9	15%
脂肪	21	80%
蛋白質	3	15%

蘿蔓萵苣口感清爽，有豐富的蛋白質、維他命K、維他命C、維他命A，還有豐富的鐵質，看到脂溶性維生素就知道，跟油一起料理會讓營養吸收更有效率，加上消食止瀉、開胃清熱、滋補養性的蓮藕，是夏天消暑的好選擇。

材料

蘿蔓 60g　　　　橄欖油 20g
蓮藕 30g　　　　鹽、胡椒 適量
奇亞籽 10g

作法

1. 蘿蔓、蓮藕燙熟，加入奇亞籽、橄欖油、鹽，再加熱水至總容量350ml。
2. 攪打兩分鐘。

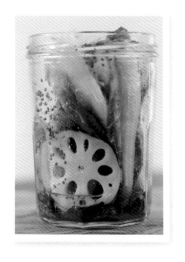

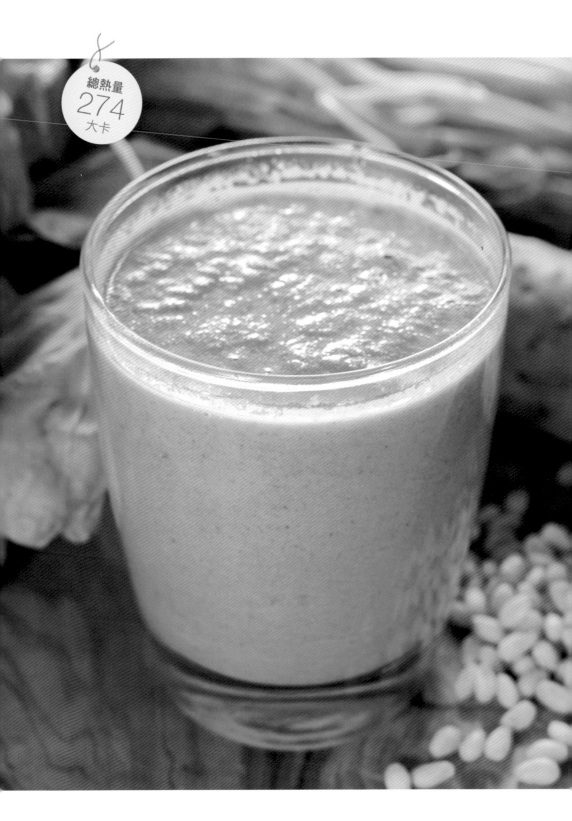

總熱量
274
大卡

莧菜山藥綠拿鐵

暖胃好消化

營養素	重量（克）	熱量比
碳水化合物	9	14%
脂肪	26	81%
蛋白質	3	5%

莧菜的維生素含量高居綠色蔬菜第一位，富含鈣、磷、鐵等營養物質，有「長壽菜」之稱。更重要的是，莧菜中富含草酸，草酸會影響人體礦物質吸收，所以先燙熟，更利於莧菜中礦物質鈣和鐵的吸收。山藥益腎氣，健脾胃，特別是胃不好的朋友很適合的食材！

材料

莧菜 75g　　　　橄欖油 20g
山藥 30g　　　　鹽、胡椒 適量
松子 10g

作法

1. 莧菜燙熟，加入山藥、松子、橄欖油、鹽、胡椒，再加熱水至總容量350ml。
2. 攪打兩分鐘。

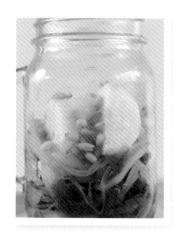

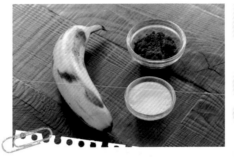

香蕉可可巧克力綠拿鐵

去寒促進身體代謝

營養素	重量（克）	熱量比
碳水化合物	10	17%
脂肪	19	75%
蛋白質	4	8%

冬天晚上想來一點暖呼呼的熱飲，可可加可可脂，再加上香蕉的香甜，讓你充滿飽足感安心入睡！

材料

香蕉 15g
可可粉 15g
可可脂 20g

作法

1. 香蕉、可可粉、可可脂，加入熱水至總容量350ml。
2. 攪打兩分鐘。

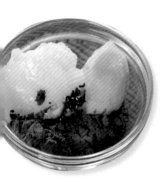

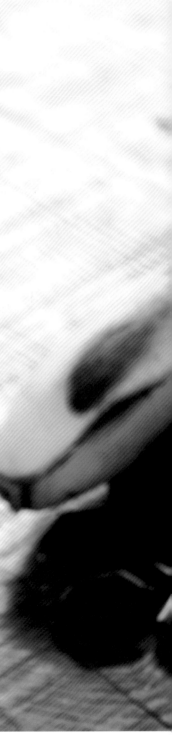

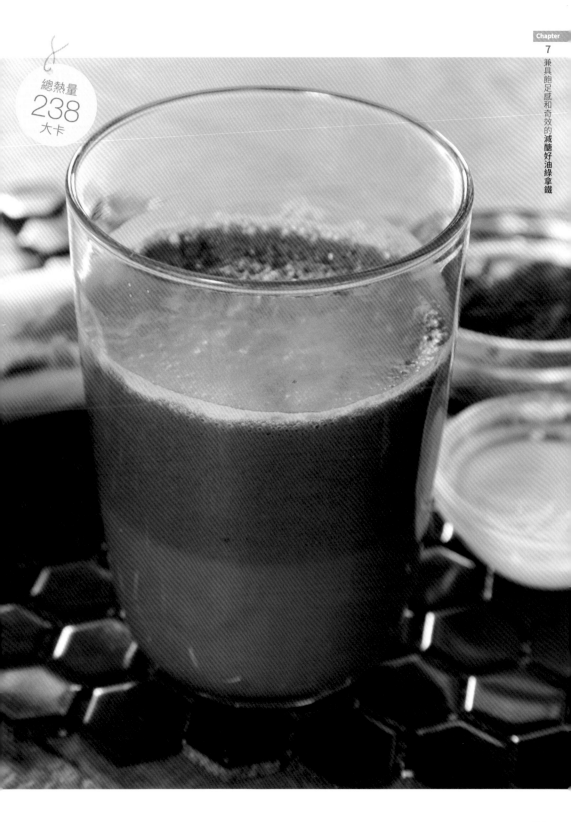

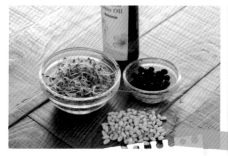

抗氧化防癌

紫高麗芽藍莓綠拿鐵

營養素	重量（克）	熱量比
碳水化合物	6	10%
脂肪	25	88%
蛋白質	1	2%

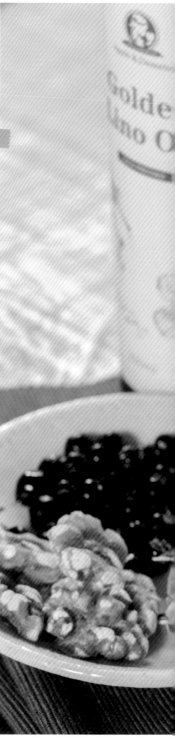

紫高麗苗中含有豐富的植化素—引朵和花青素，抗氧化力強，也含有維生素 A、C、E、U，加上也是抗氧化第一名的藍莓，這個綠拿鐵可以冰冰的喝，味道清爽，連小孩都會喜歡！

材料

紫高麗芽 40g
藍莓 15g
核桃 10g
亞麻仁油 20g

作法

1. 紫高麗芽、藍莓、核桃、亞麻仁油，加入冷水至總容量350ml。
2. 攪打兩分鐘。

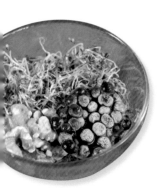

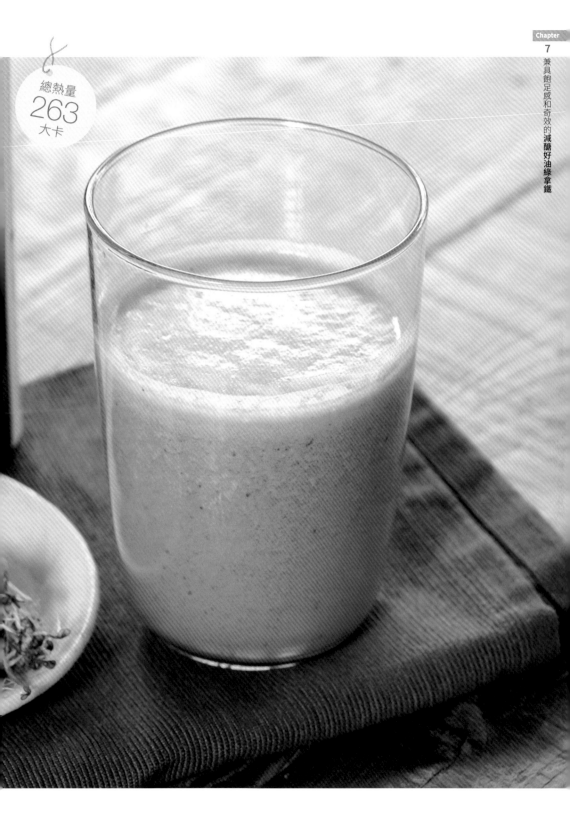

總熱量
263
大卡

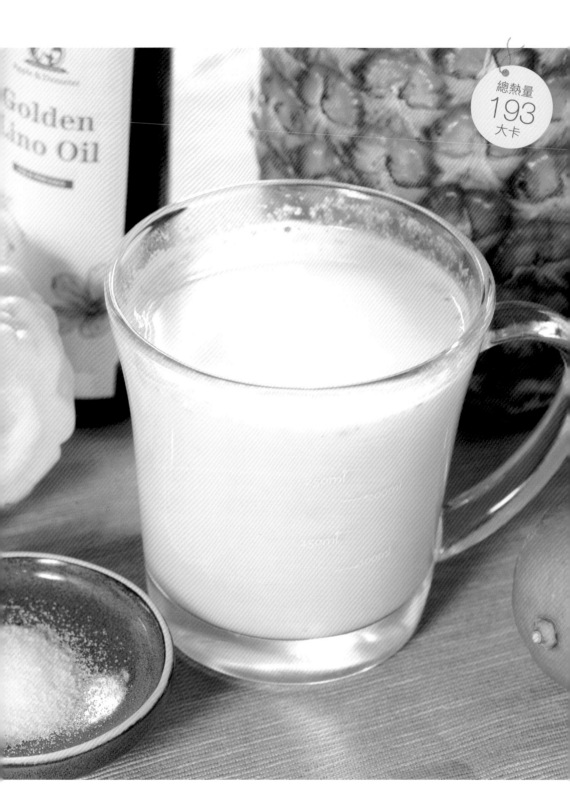

清熱消炎

苦瓜鳳梨綠拿鐵

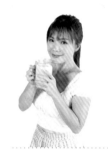

營養素	重量（克）	熱量比
碳水化合物	3	9%
脂肪	18	90%
蛋白質	0	1%

苦瓜消暑解毒，加上有豐富的維他命 C，是夏天很適合的選擇！

材 料

苦瓜 50g
鳳梨 20g
檸檬 10g
阿拉伯糖（或赤藻糖醇） 5g
亞麻仁油 20g

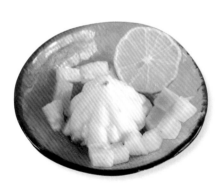

作 法

1. 苦瓜、鳳梨、檸檬、阿拉伯糖、亞麻仁油，加入冷水至總容量
   350ml。
2. 攪打兩分鐘。

櫛瓜青醬綠拿鐵

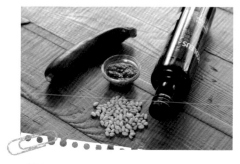

營養素	重量（克）	熱量比
碳水化合物	4	4%
脂肪	43	89%
蛋白質	6	7%

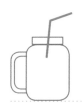

櫛瓜是鉀含量豐沛的蔬菜，一條只有 21 卡，每 100 公克的櫛瓜中只有 1.5 公克的醣質，營養素豐富低醣分的特性，十分適合作為減醣食材。加上自製青醬調味，是最適合夏日解膩的綠拿鐵。

材料

櫛瓜 100g
青醬 20g
松子 20g
橄欖油 20g

作法

1. 櫛瓜、青醬、松子、橄欖油，加入熱水至總容量350ml。
2. 攪打兩分鐘。

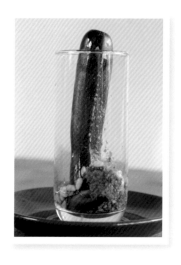

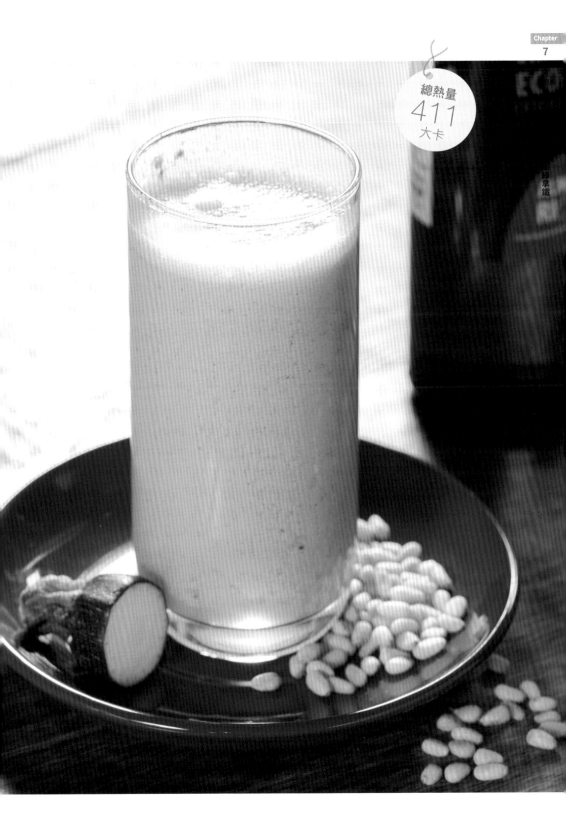

總熱量
411
大卡

白木耳枸杞紅棗綠拿鐵

營養素	重量（克）	熱量比
碳水化合物	5	12%
脂肪	18	85%
蛋白質	1	3%

白木耳的纖維是會成膠狀的水溶性纖維，口感清爽滑順，是夏天很適合的滋補良品。白木耳的蛋白質成分中含有 17 種氨基酸，其中 7 種是人體必需氨基酸，豐富的多醣體也對身體有益，加一點枸杞、紅棗調味，就是個消暑涼品。

材料

新鮮白木耳 50g
枸杞 5g
紅棗（去籽） 5g
亞麻仁油 20g

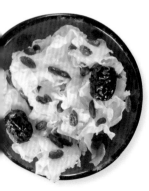

作法

1. 枸杞、紅棗泡水2小時。
2. 新鮮白木耳、枸杞、紅棗、橄欖油，加入冷水至總容量350ml。
3. 攪打3-4分鐘。

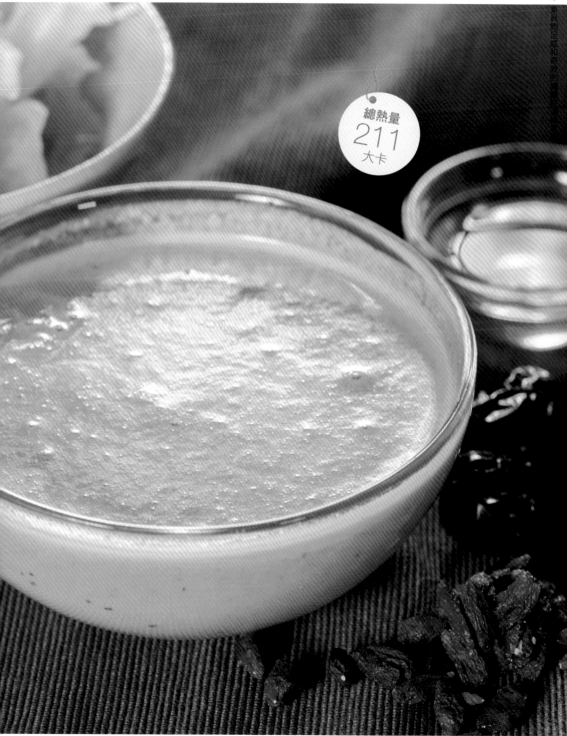

總熱量
211
大卡

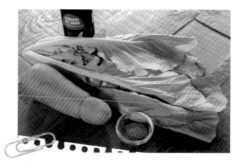

小芥菜紅蘿蔔咖哩綠拿鐵

回春瘦身

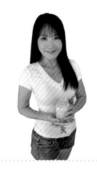

營養素	重量（克）	熱量比
碳水化合物	5	12%
脂肪	18	85%
蛋白質	1	3%

小芥菜含有多種抗氧化物質，對防止人體心臟血管、老化有益，內含的維他命 A 和 B 群，以及豐富鈣質，可以增強免疫力，同時提供骨骼及牙齒足夠的鈣質，用咖哩粉調味更增加了不同味道的豐富層次。

材料

小芥菜 60g
紅蘿蔔 10g
咖哩粉 5g
橄欖油 20g

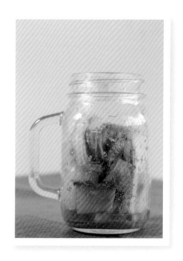

作法

1. 小芥菜燙熟，加進紅蘿蔔、咖哩粉、橄欖油，再加熱水至總容量 350ml。
2. 攪打3-4鐘。

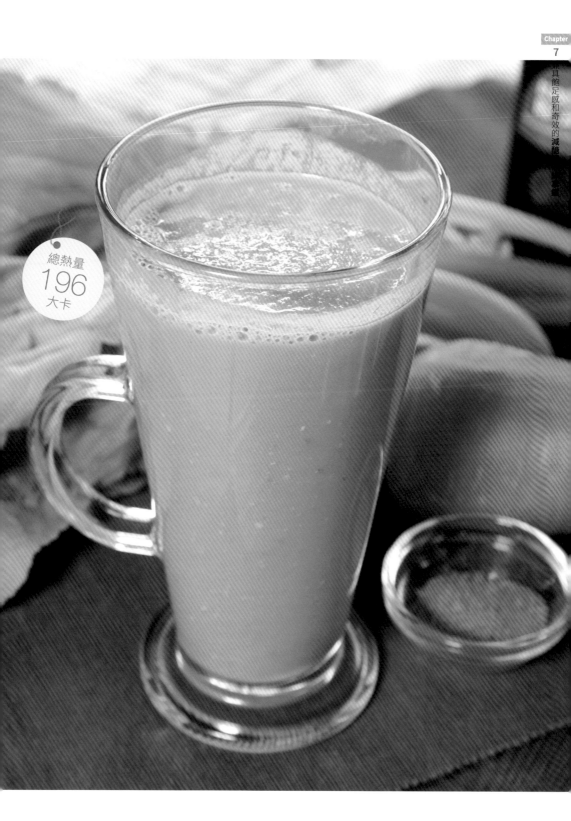

總熱量
196
大卡

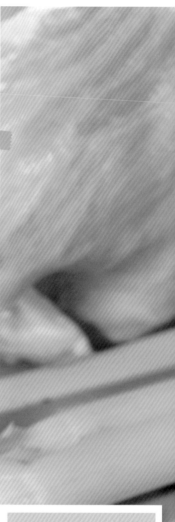

萵苣南瓜西洋芹綠拿鐵

營養素	重量(克)	熱量比
碳水化合物	6	13%
脂肪	18	85%
蛋白質	1	2%

南瓜除果肉外,種籽也含多元不飽和脂肪酸以及礦物質鈉、鉀、鈣、鎂、鋅、鐵、磷、鈣,維生素 A、E、β-胡蘿蔔素、菸鹼酸、葉酸等,因此建議大家連同南瓜籽一起食用最健康!

材料

萵苣 40g
南瓜 30g
西洋芹 20g
橄欖油 20g

作法

1. 南瓜蒸熟、萵苣燙熟,加進西洋芹、橄欖油,再加入熱水至總容量350ml。
2. 攪打3-4分鐘。

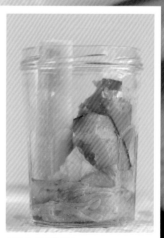

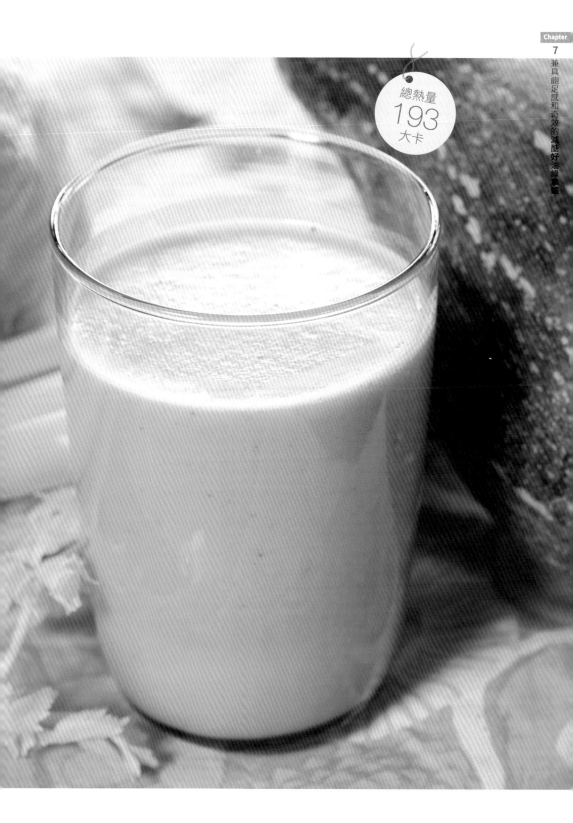

總熱量
193
大卡

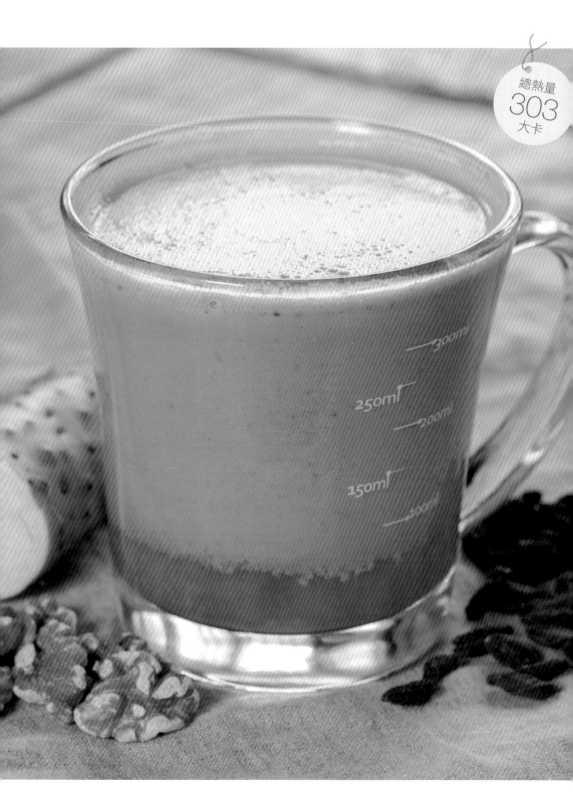

總熱量
303
大卡

300ml
250ml
200ml
150ml
100ml

山藥枸杞核桃綠拿鐵

經期好好

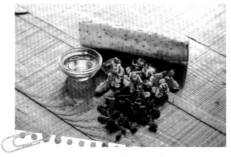

營養素	重量（克）	熱量比
碳水化合物	18	25%
脂肪	23	69%
蛋白質	4	6%

枸杞的好處多多，不僅可明目養神，還有促進血液循環的功效，當作綠拿鐵的提味是很好的選擇。但特別提醒，山藥跟枸杞的醣量都比較高，如果喝了這一杯，可能當天的醣量要稍微控制一下。

材 料

日本山藥 50g
枸杞 10g
核桃 10g
橄欖油 20g

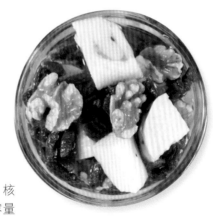

作 法

1. 枸杞泡水2小時，加入山藥、核桃、橄欖油，再加熱水至總容量350ml。
2. 攪打2分鐘。

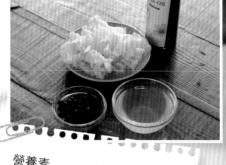

白木耳藍莓椰香綠拿鐵

消暑清涼最好喝

營養素	重量（克）	熱量比
碳水化合物	9	19%
脂肪	18	79%
蛋白質	0	2%

藍莓富含特殊的植化物，包括了花青素、類黃酮、葉黃素及其他酚類化合物，被稱為「21世紀的維他命」，具有抗氧化、防癌、抗老、調節免疫能力的功效。根據美國農業部的研究顯示，藍莓高居40幾種蔬果抗氧化力的榜首，故又被稱為抗氧化發電機。很多人會很納悶，為何藍莓的醣量不低，但卻可以食用？實際上是因為他是非常健康的食物！因此減醣不是把「醣」妖魔化，而是要聰明選擇食材，了解「營養比熱量更重要」的概念！

材料

白木耳 50g　　　藍莓 20g
椰子汁 100g　　　亞麻仁油 20g

作法

1. 白木耳、藍莓、椰子汁、亞麻仁油，加入冷水至總容量350ml。
2. 攪打3-4分鐘。

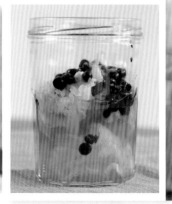

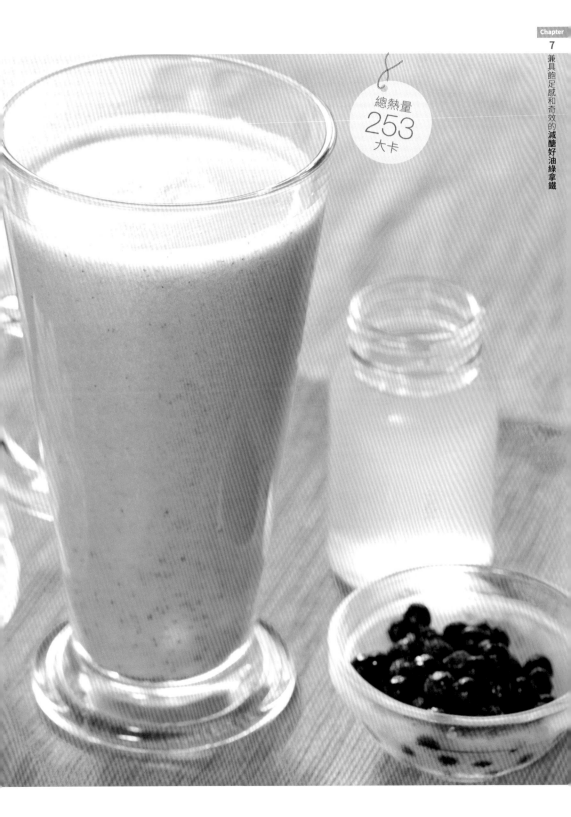

總熱量
253
大卡

蕎麥芽豆漿綠拿鐵

抗發炎好幫手

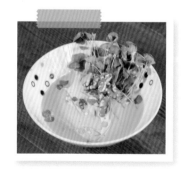

營養素	重量（克）	熱量比
碳水化合物	9	11%
脂肪	29	80%
蛋白質	7	9%

蕎麥芽是蕎麥的幼苗，含有豐富植物性蛋白質、芸香素、維生素B1、B2、C、鐵等營養素。其中芸香素可緩和過敏反應且抗菌抗發炎，也能強化微血管、減少碰撞瘀青。蕎麥苗也富含了蕎麥糖醇，容易消化吸收、協助控制血糖，有益糖尿病與腸胃患者健康。

材料

蕎麥芽 50g
豆漿 100g
核桃 20g
亞麻仁油 20g

作法

1. 蕎麥芽、豆漿、核桃、亞麻仁油，加入冷水至總容量350ml。
2. 攪打2-3分鐘。

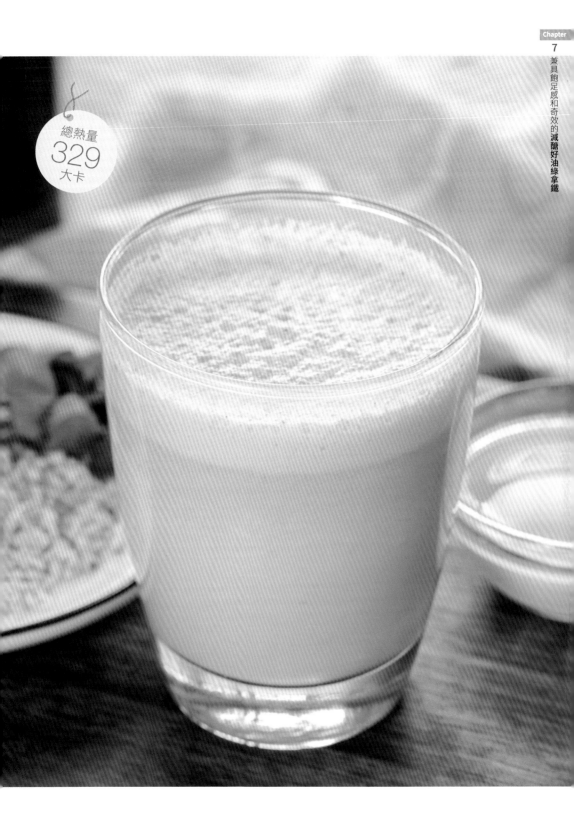

總熱量
329
大卡

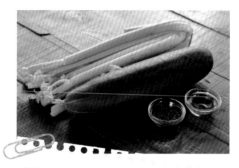

大黃瓜芹菜綠拿鐵

消暑解熱

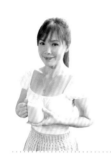

營養素	重量（克）	熱量比
碳水化合物	5	10%
脂肪	21	85%
蛋白質	2	5%

大黃瓜的瓜肉嫩翠，口感很好！在炎熱的夏天，胃的活動力會減低，這個時候吃些爽口的大黃瓜是最好不過了。黃瓜皮能夠清熱解毒、生津止渴，尤其能排毒、清腸，所以生吃黃瓜最好連皮一起吃，但黃瓜帶皮吃時一定要用鹽水洗淨。

材料

大黃瓜 60g
芹菜 20g
奇亞籽 10g
亞麻仁油 20g

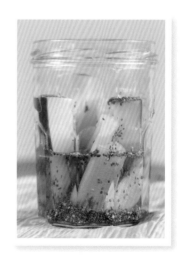

作法

1. 大黃瓜、芹菜、奇亞籽、亞麻仁油，加入冷水至總容量350ml。
2. 攪打2-3分鐘。

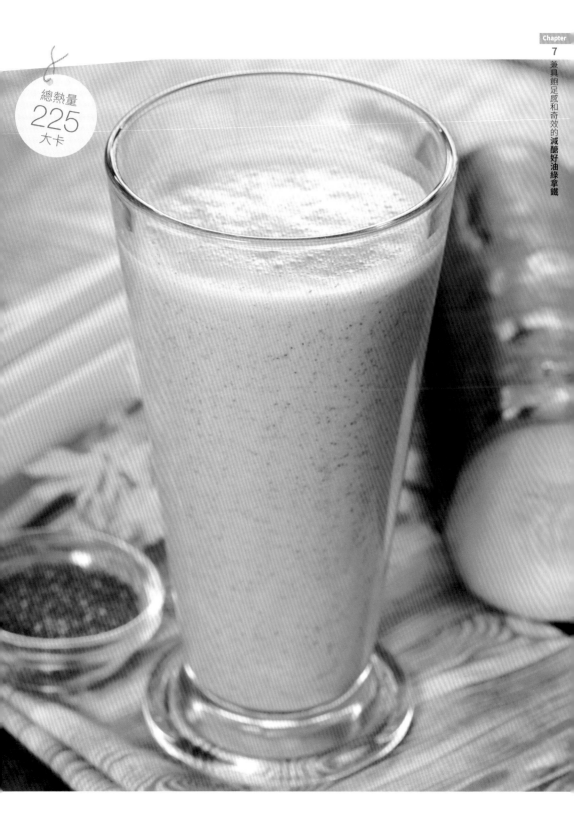

總熱量
225
大卡

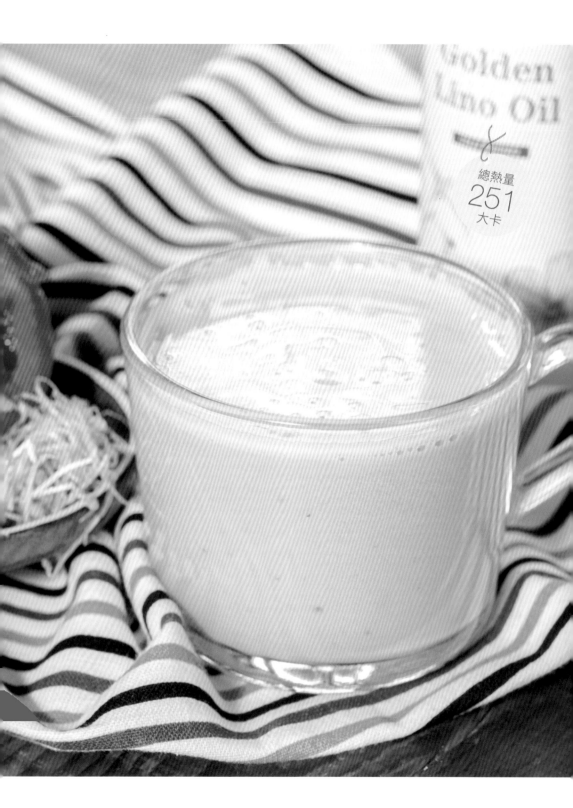

Golden
Uno Oil

總熱量
251
大卡

青花椰芽番茄綠拿鐵

抗氧化之星

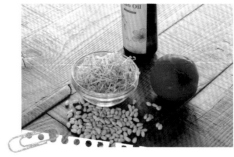

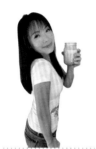

營養素	重量（克）	熱量比
碳水化合物	4	6%
脂肪	25	89%
蛋白質	3	5%

根據 1982 年美國約翰霍普金斯大學的研究，青花椰苗所擁有的珍貴植化素—蘿蔔硫素，是青花椰菜的 20-50 倍，也含有維他命 C、維他命 E、β 胡蘿蔔素等三大抗氧化物質，抗氧化力比青花椰菜還強。研究發表後，青花椰苗便成為最受歡迎的芽菜之一。它有這麼多脂溶性的維生素與植化素，一定要加好油讓營養吸收更有效率！

材料

青花椰芽 50g
大番茄 20g
松子 10g
亞麻仁油 20g

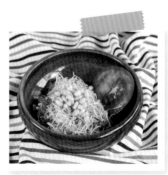

作法

1. 青花椰芽、大番茄、松子、亞麻仁油，加入冷水至總容量 350ml。
2. 攪打2-3分鐘。

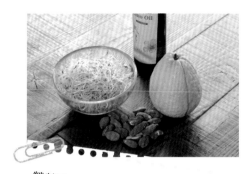

降膽固醇好幫手

苜宿芽芭樂綠拿鐵

營養素	重量（克）	熱量比
碳水化合物	4	8%
脂肪	23	86%
蛋白質	3	6%

苜蓿芽富含維生素 A、B、C、K、鐵質和許多胺基酸，可以清除膽固醇、預防冠狀動脈疾病和中風，對於高血壓、關節炎等治療有很大的幫助；不過苜蓿芽含有刀豆氨基酸，屬有毒鹼性氨基酸，過量食用會影響免疫機能，因此建議一天不要超過兩杯。長期大量吃任何一種食物都可能會有不良的影響，還是建議大家均衡多元攝取。

材 料

苜蓿芽 50g
芭樂 20g
杏仁 10g
亞麻仁油 20g

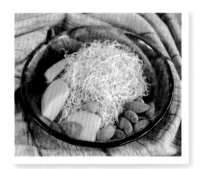

作 法

1. 苜蓿芽、芭樂、杏仁、亞麻仁油，加入冷水至總容量350ml。
2. 攪打2-3分鐘。

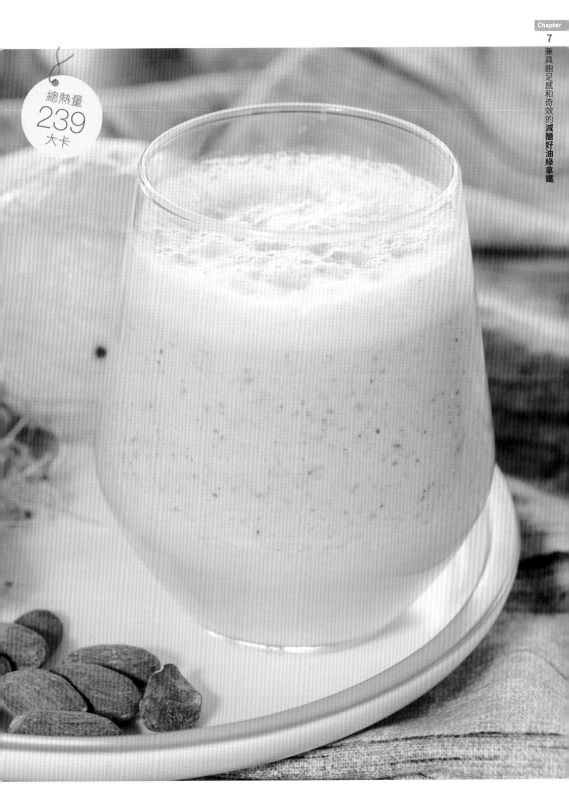

總熱量

239

大卡

蘿蔔苗塔香松子綠拿鐵

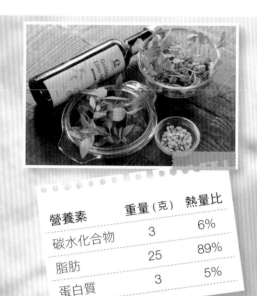

營養素	重量（克）	熱量比
碳水化合物	3	6%
脂肪	25	89%
蛋白質	3	5%

蘿蔔苗是白蘿蔔的幼苗，富含維他命 A、B1、B2、C、E 以及胡蘿蔔素，還有鈣、鐵、磷、鎂、鋅等礦物質，日本人視為珍寶。尤其是礦物質鎂、鋅為人體內胰島素及多種酵素的成分，有助於心臟、肌肉及神經的運作，是很重要的礦物質。

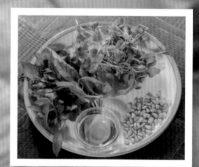

材料

蘿蔔苗 50g
九層塔 20g
松子 10g
亞麻仁油 20g
鹽 適量

作法

1. 蘿蔔苗、九層塔、松子、亞麻仁油、鹽，加入冷水至總容量350ml。
2. 攪打2-3分鐘。

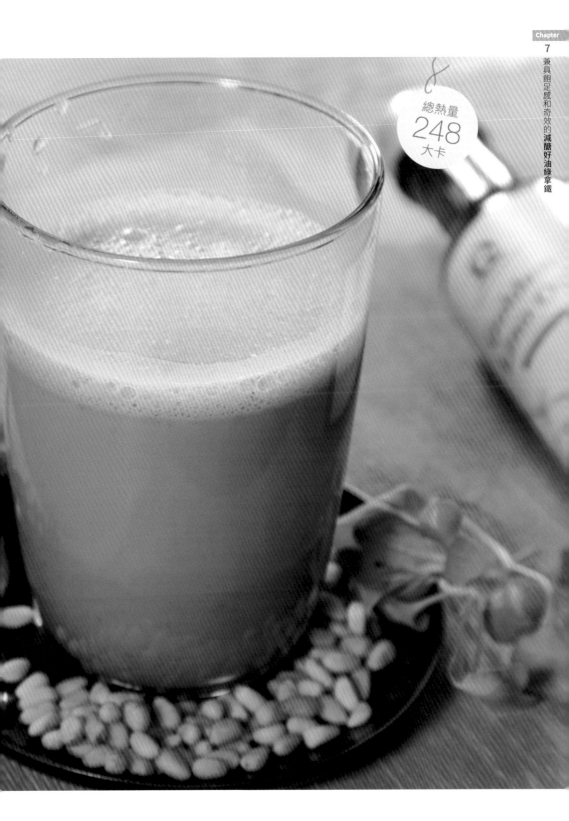

總熱量
248
大卡

豌豆苗杏仁奶綠拿鐵

補血好朋友

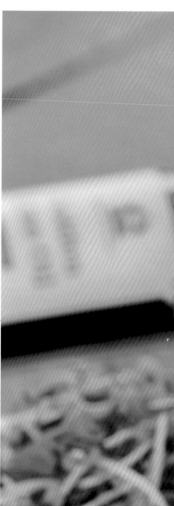

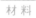

營養素	重量（克）	熱量比
碳水化合物	10	14%
脂肪	26	79%
蛋白質	5	7%

豌豆苗的鉀離子和鐵離子含量高，很適合貧血、需要補充鐵質的女性和孩童吃。此外，它也含有維生素 B 群、β- 胡蘿蔔素、葉酸、多種礦物質，是營養價值佳的蔬菜。

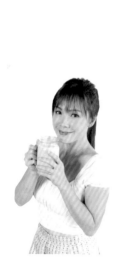

材料

豌豆苗 50g
杏仁奶 100g
松子 10g
亞麻仁油 20g

作法

1. 豌豆苗、杏仁奶、松子、亞麻仁油，加入冷水至總容量350ml。
2. 攪打2-3分鐘。

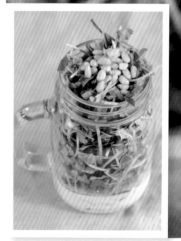

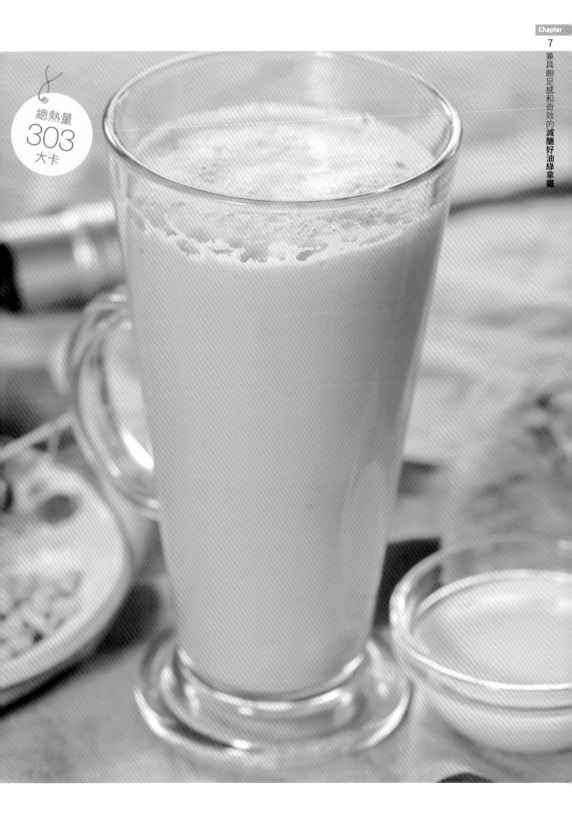

總熱量
303
大卡

冬瓜白木耳綠拿鐵

給我漂亮美麗配方

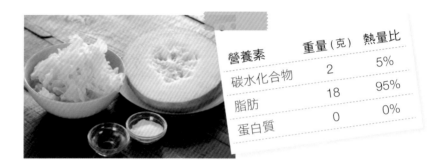

營養素	重量（克）	熱量比
碳水化合物	2	5%
脂肪	18	95%
蛋白質	0	0%

冬瓜含大量維生素與礦物質，對護膚美白有不可忽視的作用。《本草綱目》記載，用冬瓜瓤「洗面澡身」，可以「祛黑斑，令人悅澤白皙」；冬瓜仁能「令人悅澤好顏色」。冬瓜最好可以連皮煮過後食用，因為冬瓜需要比較長的熬煮時間，建議大家可以多煮一些起來冷藏保存，需要時隨時拿出來使用。

材料

冬瓜 50g
白木耳 100g
阿拉伯糖 5g（可以用赤藻醣醇替代）
亞麻仁油 20g

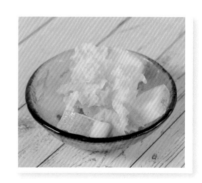

作法

1. 冬瓜帶皮煮20分鐘，放涼保存備用。冬瓜、白木耳、阿拉伯糖、亞麻仁油，加入煮冬瓜的水至總容量350ml。
2. 攪打2-3分鐘。

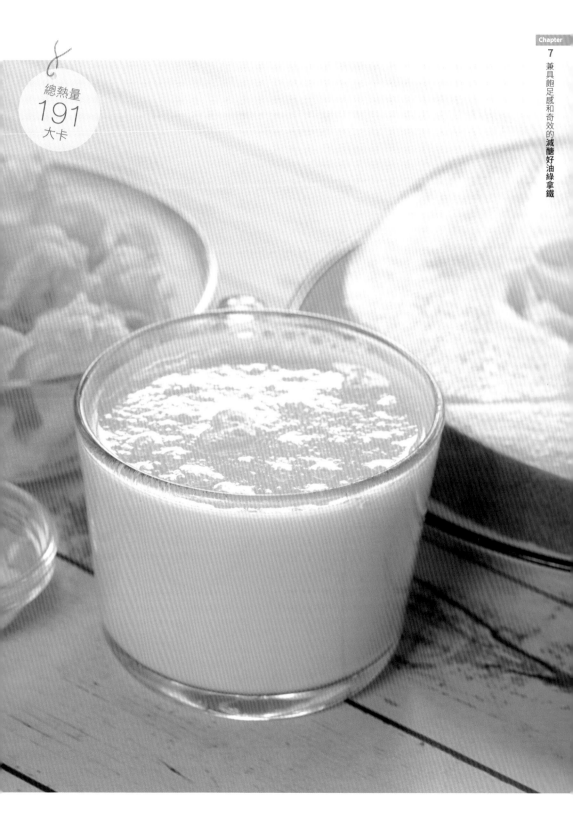

總熱量
191
大卡

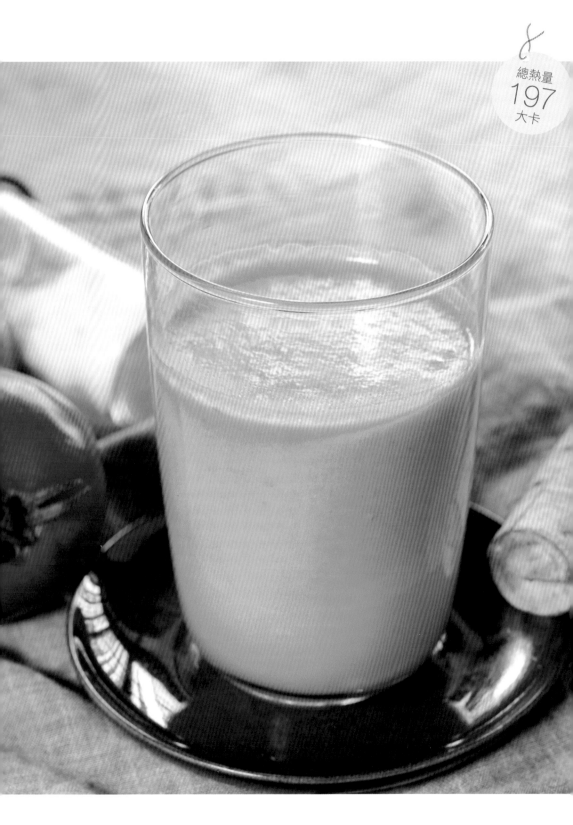

總熱量
197
大卡

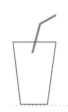

營養素	重量（克）	熱量比
碳水化合物	7	15%
脂肪	18	82%
蛋白質	1	2%

養生保肝

牛蒡番茄胡蘿蔔綠拿鐵

牛蒡保肝、養生的功效源自於多酚類物質，其多種多酚類植化素能提升肝臟的代謝能力與解毒功能，促進血糖、血脂的代謝，加上礦物質含量高，如鈣、鎂、鋅都具有抗氧化特性，有助於穩定情緒。此外，牛蒡還含 17 種胺基酸，其中有 7 種為人體無法自行生成的必需胺基酸，是很健康的一種食材。

材料

牛蒡 30g　　　　橄欖油 20g
大番茄 20g　　　鹽、胡椒適量
胡蘿蔔 15g

作法

1. 牛蒡、大番茄、胡蘿蔔、橄欖油、鹽、胡椒，加入熱水至總容量 350ml。
2. 攪打3-4分鐘。

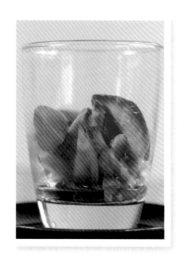

番茄山藥松子綠拿鐵

駐顏抗衰老

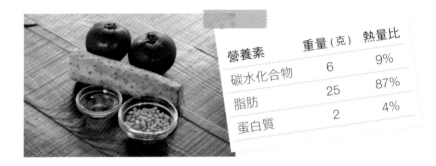

營養素	重量(克)	熱量比
碳水化合物	6	9%
脂肪	25	87%
蛋白質	2	4%

科學家發現，番茄中含有一種抗癌、抗衰老的物質—谷胱甘肽，臨床實驗證實，當人體谷胱甘肽的濃度上升時，癌症的發病率就明顯下降。番茄不但可以抗癌，還能抗衰老，是一種很好的食材！

材料

大番茄 40g
山藥 20g
松子 15g
橄欖油 20g
鹽、胡椒 適量

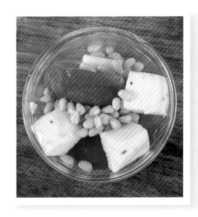

作法

1. 大番茄、山藥、松子、鹽、胡椒、橄欖油，加入熱水至總容量350ml。
2. 攪打2分鐘。

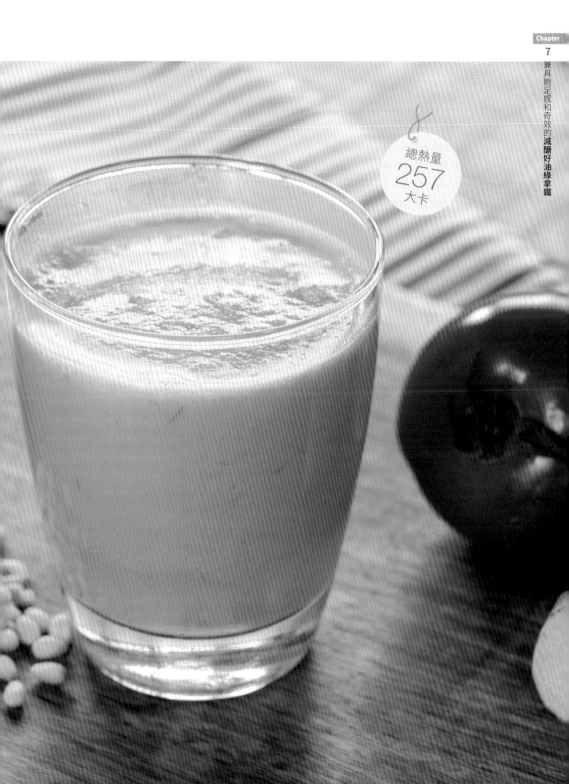

總熱量
257
大卡

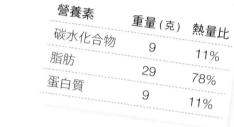

保持青春

紫蘇葉紫高麗綠拿鐵

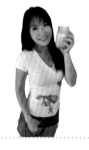

營養素	重量（克）	熱量比
碳水化合物	9	11%
脂肪	29	78%
蛋白質	9	11%

紫蘇全株均有很高的營養價值，而且低醣、高纖維、高礦物質和維生素，最特別的是抗衰老素SOD，每毫克含量高達106.2微克，絕對是駐顏好食材。

材料

紫蘇葉 10g
紫高麗 20g
核桃 15g
橄欖油 20g
鹽、胡椒適量

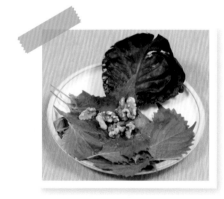

作法

1. 紫蘇葉、紫高麗、核桃、橄欖油、鹽、胡椒，加入熱水至總容量350ml。
2. 攪打2分鐘。

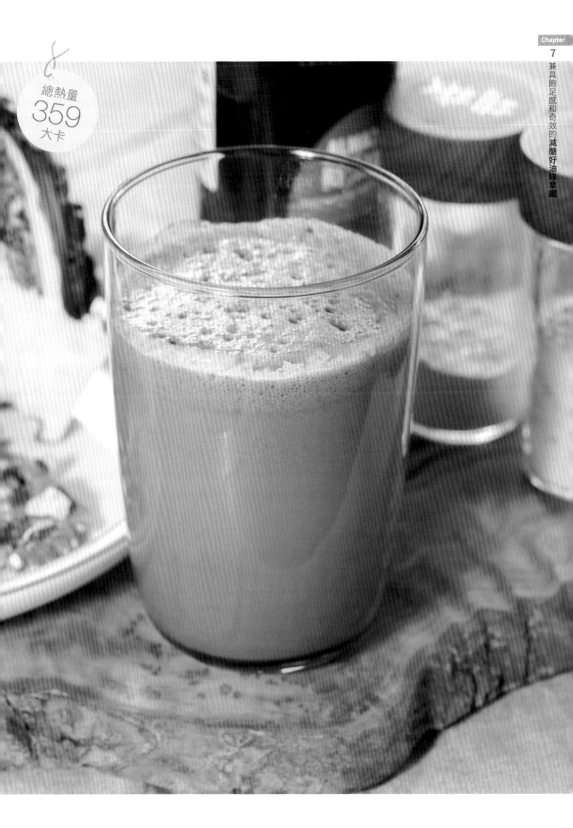

總熱量

359

大卡

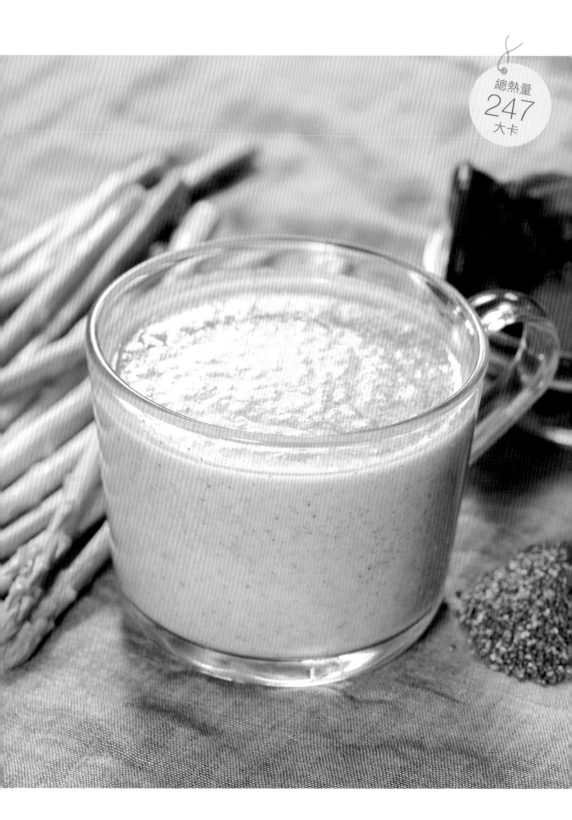

蘆筍黑木耳綠拿鐵

抗動脈硬化

營養素	重量（克）	熱量比
碳水化合物	7	12%
脂肪	21	82%
蛋白質	3	6%

春季到初夏時節是蘆筍的產季，這個時期的蘆筍透過露天栽培，且經過陽光的照射下，不僅鮮、脆、甜，其維生素的含量也特別高，可抗動脈硬化的蘆丁更是冬季的 6.7 倍，有蔬菜之王的美譽。

材料

蘆筍 40g
黑木耳 30g
奇亞籽 10g
亞麻仁油 20g

作法

1. 蘆筍、黑木耳、奇亞籽、亞麻仁油，加入冷水至總容量350ml。
2. 攪打3-4分鐘。

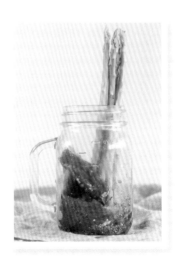

151

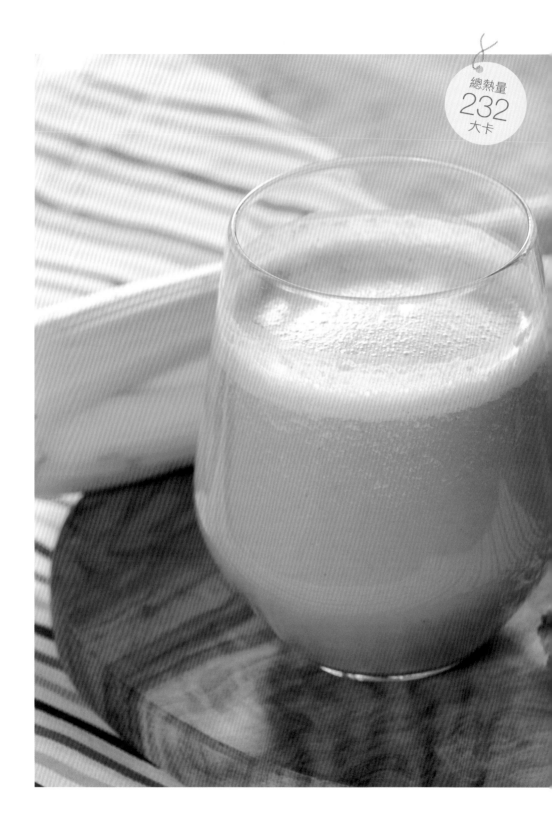

總熱量
232
大卡

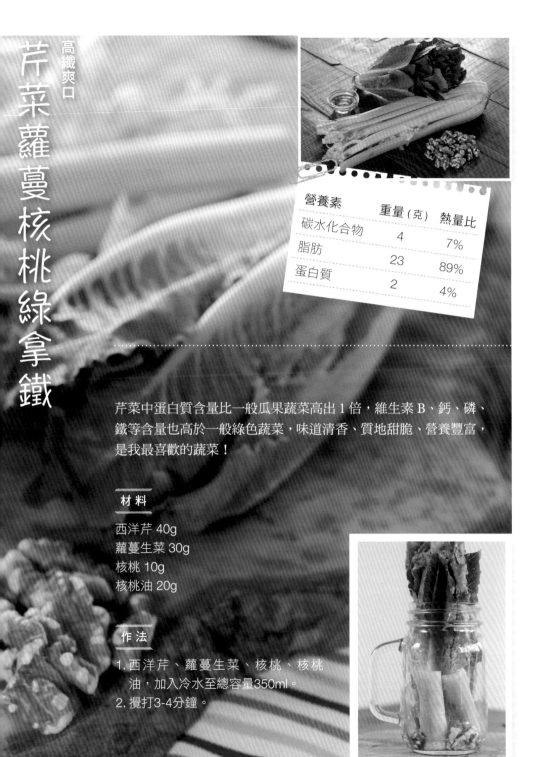

芹菜蘿蔓核桃綠拿鐵

高纖爽口

營養素	重量（克）	熱量比
碳水化合物	4	7%
脂肪	23	89%
蛋白質	2	4%

芹菜中蛋白質含量比一般瓜果蔬菜高出 1 倍，維生素 B、鈣、磷、鐵等含量也高於一般綠色蔬菜，味道清香、質地甜脆、營養豐富，是我最喜歡的蔬菜！

材料

西洋芹 40g
蘿蔓生菜 30g
核桃 10g
核桃油 20g

作法

1. 西洋芹、蘿蔓生菜、核桃、核桃油，加入冷水至總容量350ml。
2. 攪打3-4分鐘。

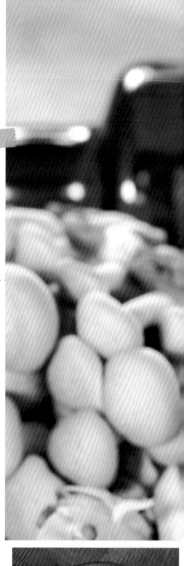

百菇奶香濃湯綠拿鐵

營養素	重量（克）	熱量比
碳水化合物	8	7%
脂肪	43	86%
蛋白質	7	7%

鴻禧菇內含護肝功能非常強大的烏氨酸，其含量是蜆的七倍之多，其實原形食物裡富含各種令人驚喜的營養素，大家還是要多樣化攝取。

材料

蘑菇 40g
鴻禧菇 40g
鮮奶油 50g
核桃 10g
橄欖油 20g

作法

1. 蘑菇、鴻禧菇用橄欖油炒3~5分鐘。
2. 加入加熱過的鮮奶油、核桃，加熱水至總容量350ml。
3. 攪打3-4分鐘。

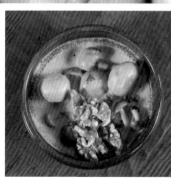

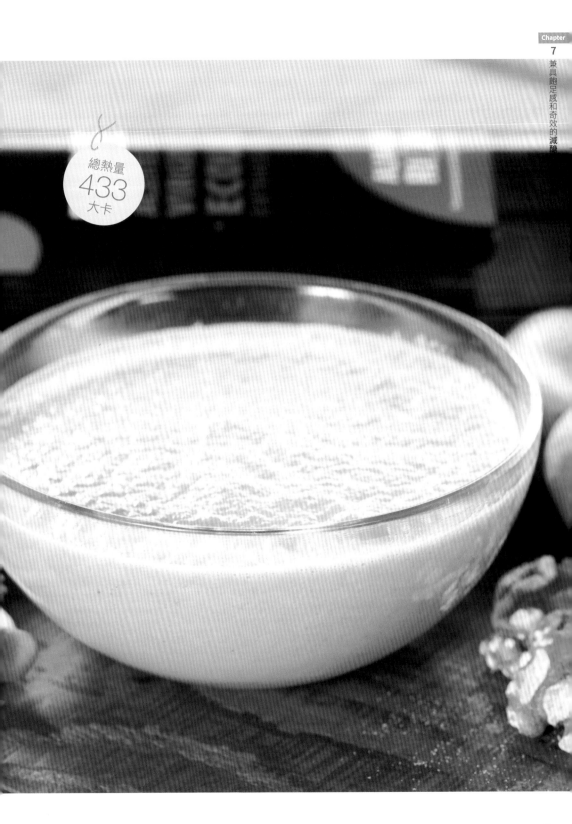

總熱量
433
大卡

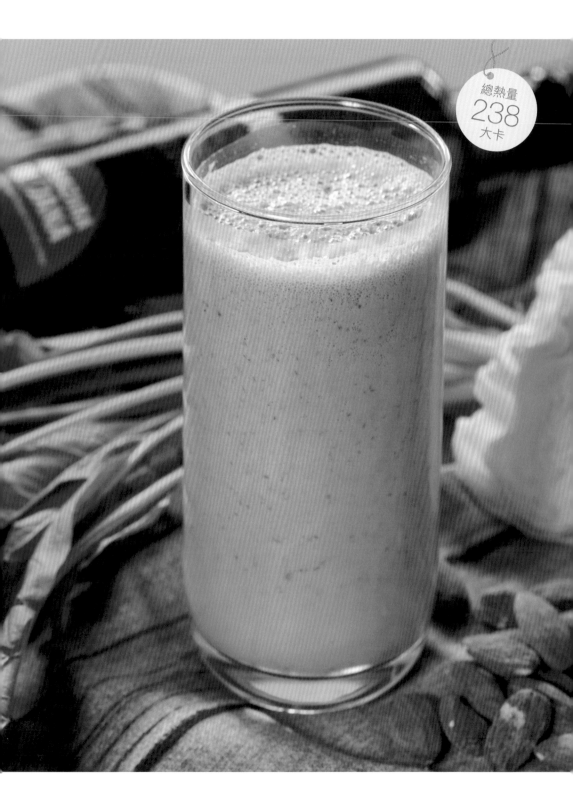

總熱量
238
大卡

養身養氣

甘藍菠菜綠拿鐵

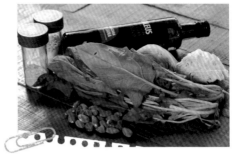

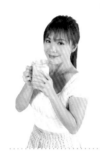

營養素	重量（克）	熱量比
碳水化合物	5	8%
脂肪	23	86%
蛋白質	3	5%

甘藍菜原產於歐洲，在荷蘭統治台灣時期引進，傳說日本人稱許甘藍菜的營養價值猶如高麗人蔘，因此又俗稱高麗菜。

材料

甘藍菜 40g
菠菜 40g
杏仁 10g
橄欖油 20g
鹽、胡椒適量

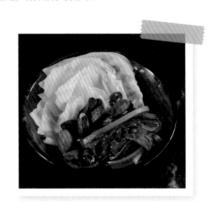

作法

1. 甘藍菜、菠菜燙熟，加入杏仁、橄欖油、鹽、胡椒，加入熱水至總容量350ml。
2. 攪打2分鐘。

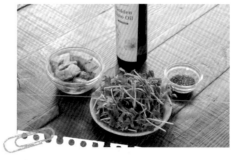

酪梨豌豆苗綠拿鐵

口感香滑無敵美味

營養素	重量（克）	熱量比
碳水化合物	8	12%
脂肪	26	82%
蛋白質	4	6%

酪梨所含的脂肪是單元不飽和脂肪，實驗證實，酪梨可預防心血管疾病以及抗癌。不但如此，酪梨還含維生素、礦物質、纖維、蛋白質，多吃絕對有益健康。

材料

酪梨 100g
豌豆苗 20g
奇亞籽 10g
亞麻仁油 20g

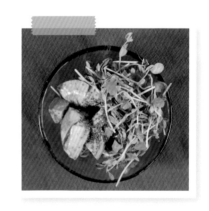

作法

1. 酪梨、豌豆苗、奇亞籽、亞麻仁油，加入冷水至總容量350ml。
2. 攪打2分鐘。

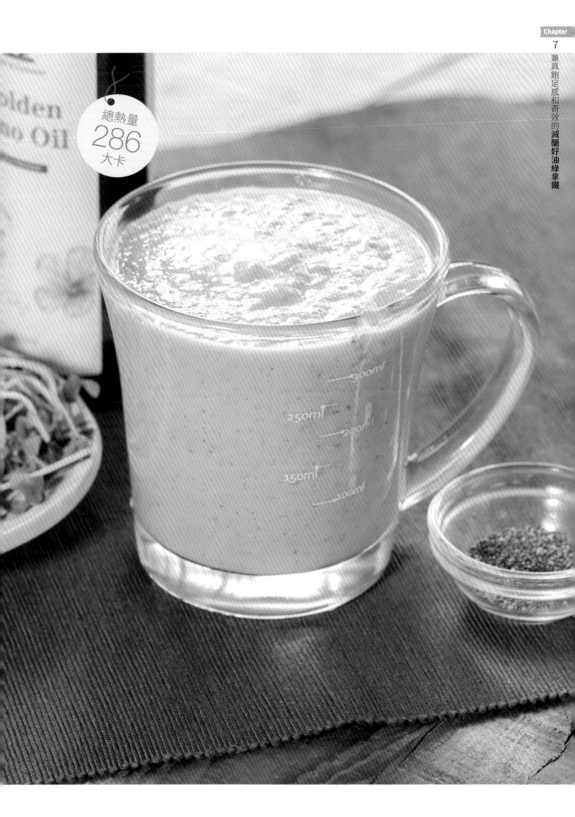

總熱量
286
大卡

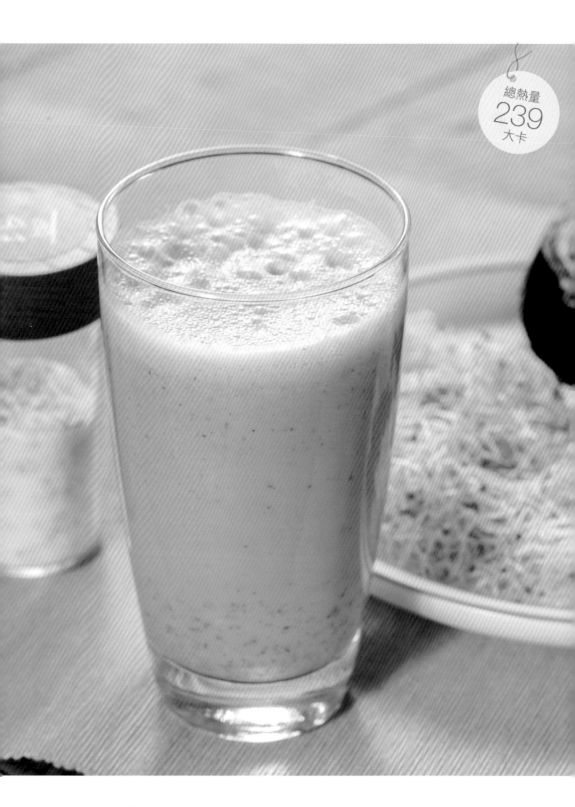

總熱量
239
大卡

紫高麗苜蓿芽綠拿鐵

排毒清道夫

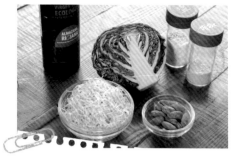

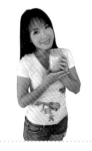

營養素	重量（克）	熱量比
碳水化合物	4	8%
脂肪	23	86%
蛋白質	3	6%

紫高麗菜富含花青素、異硫氰酸鹽。異硫氰酸鹽可有效刺激肝臟解毒酵素，幫助身體排毒，其含量是普通高麗菜的 4 倍，膳食纖維也比白色高麗菜多，不過因為口感比較硬，建議多打一下，會比較美味。

材料

紫高麗 40g
苜蓿芽 30g
杏仁 10g
橄欖油 20g
鹽、胡椒 適量

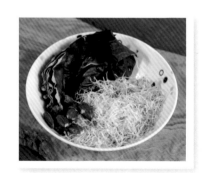

作法

1. 紫高麗燙熟，加入苜蓿芽、杏仁、橄欖油、鹽、胡椒，加入熱水至總容量350ml。
2. 攪打3分鐘。

Chapter 8

止餓又解饞的
脂肪炸彈

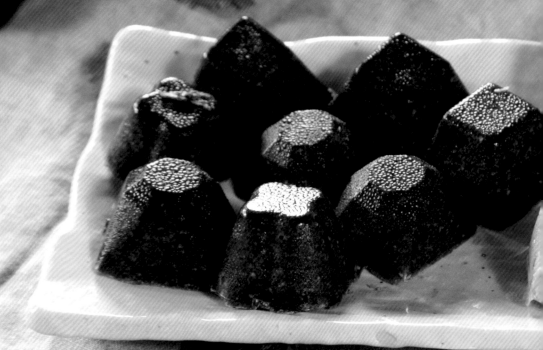

很多朋友們跟我反應，偶爾還是想來一個點心解個饞！

的確，減醣飲食重點在以原形食物吃好、吃飽，想要吃點好入口小零嘴時，甜點的難度太高不好入門，臨時想要買也不容易！

因此花花老師想到了一脂肪炸彈！

脂肪可以提供很好的飽足感，加上香氣豐富多變，是解饞的好物！

利用飽和脂肪冷藏會凝固的特性，以及幾款家中就備好可以隨時來上一個的小點心，讓生酮生活更加有趣、更有創意！但既然是零食，就是偶一為之，還是不要過量唷！

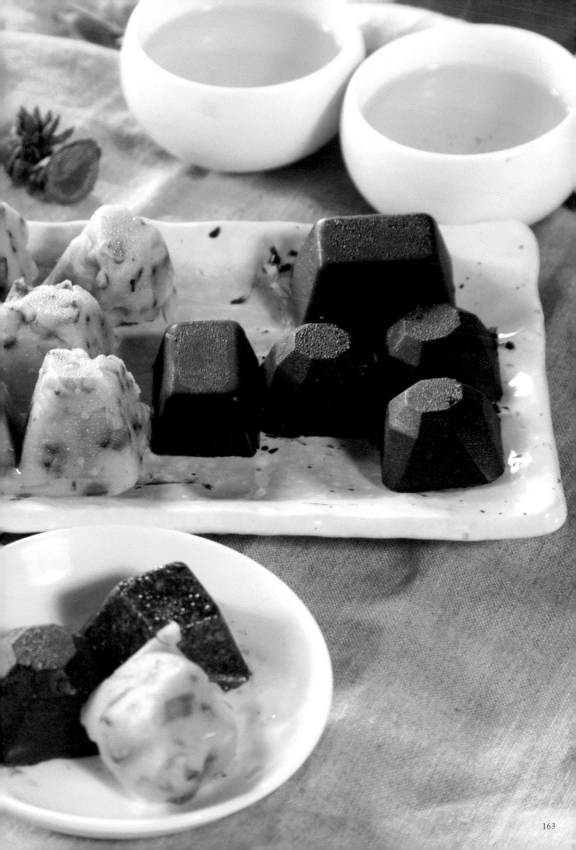

香滑芝麻冰磚

香氣十足的芝麻與椰子油的結合，吃起來像是芝麻冰淇淋的口感！

材料

芝麻粉100g
豬油40g
椰子油40g
阿拉伯糖 10g（可以用赤藻醣醇替代）

作法

1. 所有材料混合均勻。
2. 填入巧克力模型或製冰盒內。
3. 冷凍2小時，取出放在保鮮盒冷藏。

份量　10份

總熱量：**139** 大卡（每份）

營養素	重量（克）	熱量比
碳水化合物	1.3	4%
脂肪	14	90%
蛋白質	2	6%

椰香杏仁脂肪炸彈

一樣是脂肪炸彈，但裹上杏仁粒就是不一樣，一整個有在吃堅果巧克力的幸福感！

材料

椰子油 100g　　可可粉 15g
奶油 100g　　　杏仁粒 50g
椰子粉 30g

作法

1. 椰子油、奶油低溫加熱混合均勻，待溫度降到30℃。
2. 加入椰子粉、可可粉混合均勻。
3. 放入冰箱冷藏15分鐘。
4. 戴上手套取出捏成圓形，滾上杏仁粒，放到冷凍庫冷凍1~2小時。
5. 取出放在保鮮盒冷藏。

份量　20份

總熱量：**106** 大卡（每份）

營養素	重量（克）	熱量比
碳水化合物	1.7	6%
脂肪	11	90%
蛋白質	1	4%

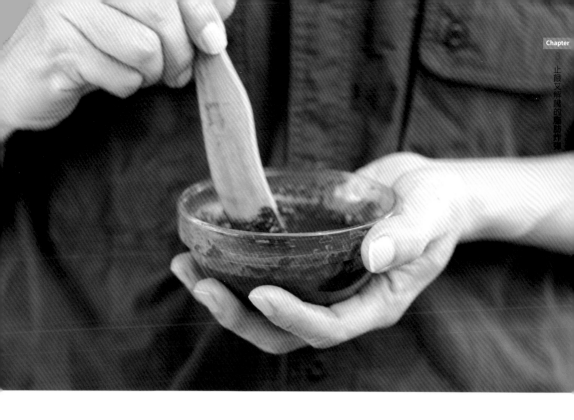

咖啡用奶油球

想來個卡布奇諾嗎?直接把這個奶油球丟進咖啡打勻,就是一杯香氣十足的卡布奇諾!

材 料

草飼奶油 100g   肉桂粉 1/4小匙
椰子油 100g   海鹽 1/4小匙

作 法

1. 草飼奶油、椰子油融化。
2. 加入肉桂粉、海鹽攪拌均勻。
3. 填入巧克力模型或製冰盒內至9分滿。
4. 冷凍2小時,取出放在保鮮盒冷藏。

份 量   10份

總熱量:**161** 大卡(每份)

營養素	重量(克)	熱量比
碳水化合物	0	0%
脂肪	18.2	99%
蛋白質	0	0%

培根洋蔥芥末奶油塊

低醣久了之後，對甜食並沒有這麼高的渴望。我喜歡這樣鹹香的點心，洋蔥、培根還帶著豐富的口感，吃上一顆就很滿足！

材料

奶油 100g　　洋蔥 20g
培根 25g　　　芥末籽1大匙

作法

1. 培根、洋蔥切小丁。
2. 在鍋內放入15g奶油，加入培根、洋蔥丁炒到金黃酥脆放涼。
3. 加入剩下的奶油混合均勻。
4. 填入巧克力模型或製冰盒內。
5. 冷凍2小時，取出放在保鮮盒冷藏。

份量　10份

總熱量：**84** 大卡（每份）

營養素	重量（克）	熱量比
碳水化合物	1	1%
脂肪	9	97%
蛋白質	2	2%

培根起司球

孩子們最常指定要吃的小零食我也會做起來冷凍，想吃的時候直接放氣炸鍋裡加熱就可以吃。

材料

培根 45g（約7條）
莫札瑞拉起司160g
椰子油或橄欖油（油炸用）

作法

1. 莫札瑞拉起司切成方塊狀。
2. 用培根包裹著整塊起司。
3. 加熱椰子油到180度，放入培根起司球炸2~3分鐘。

份量　7份

總熱量：**94** 大卡（每份）

營養素	重量（克）	熱量比
碳水化合物	0.7	3%
脂肪	7.1	70%
蛋白質	6.2	27%

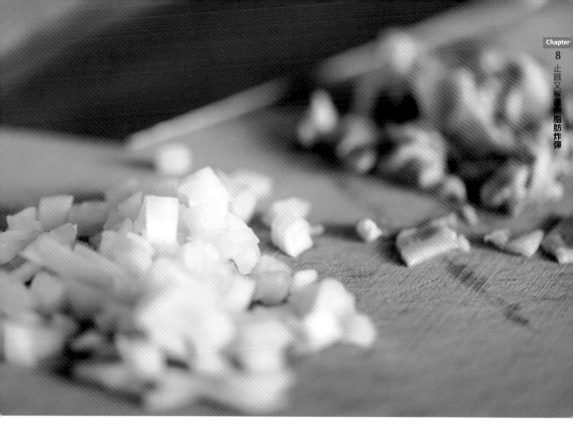

辣味培根起司球

成人口味的起司球，不只是減醣，朋友聚餐我也會做這個點心跟大家分享！

材 料

奶油起司 100g　　洋蔥粉 1/4小匙
培根 20g　　　　　大蒜粉 1/4小匙
辣椒粉 1/2小匙　　鹽、胡椒適量

作 法

1. 培根切成丁，炒到金黃香酥。
2. 奶油起司加入辣椒粉、洋蔥粉、大蒜粉、鹽、胡椒混合均勻。
3. 用湯匙舀出圓型，裹上培根就完成了。

份 量　　7份

總熱量：**81** 大卡（每份）

營養素	重量（克）	熱量比
碳水化合物	0.6	4%
脂肪	7.6	86%
蛋白質	62	10%

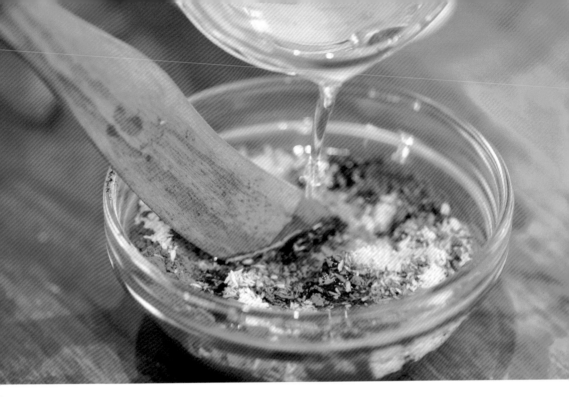

奶油起司巧克力碎片球

帶鹹香的奶油起司加上芝麻，還有可可碎片！超豐富的口感孩子超級喜歡！

材料

奶油起司 120g
奶油 60g
芝麻醬 20g
可可膏碎片 40g

作法

1. 用直立式電動打蛋器將起司打到細滑，加入奶油繼續打到細滑。
2. 用湯匙挖一勺，裹上巧克力碎片，放在墊有防沾紙的托盤上，放入冰箱冷凍2小時。
3. 取出放在保鮮盒冷藏。

份量　10份

總熱量：**117** 大卡（每份）

營養素	重量（克）	熱量比
碳水化合物	0.8	3%
脂肪	12	91%
蛋白質	1.7	6%

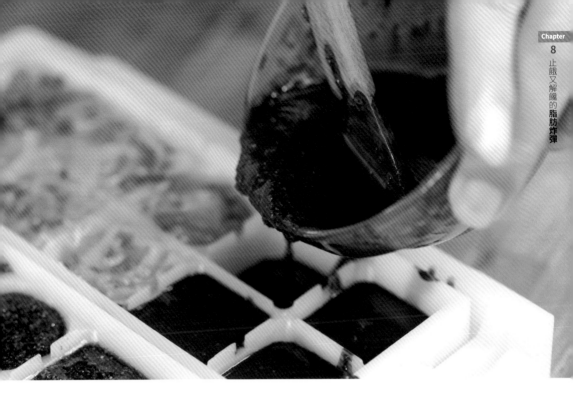

花生巧克力

我就是個花生控呀！花生加巧克力，絕對的合拍，你唯一要擔心的就是無法克制一口接一口呀！

材料

可可脂 100g　　可可膏 80g
原味無添加花生醬（有顆粒的更好）80g

份量　10份

總熱量：**187** 大卡（每份）

營養素	重量（克）	熱量比
碳水化合物	1.5	3%
脂肪	18.7	90%
蛋白質	3	7%

作法

1. 可可脂隔水加熱融化，倒入製冰盒1/3高度，放入冷凍庫30分鐘。
2. 將花生醬用擠花袋在可可脂上擠出一顆小球狀，高度不要太高，放入冷凍庫30分鐘。
3. 可可膏隔水加熱融化，填入製冰盒約九分的高度，放入冷凍庫1小時。
4. 冷凍2小時，取出放在保鮮盒冷藏。

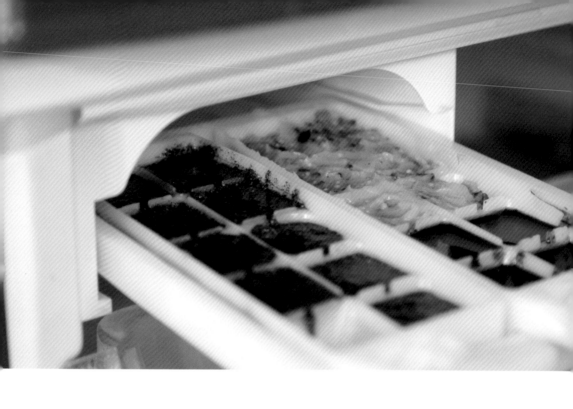

椰香巧克力

喜歡椰香的你一定要試試的點心！雖然稍微有點複雜，但你會絕對會覺得辛苦很值得！

材料

椰子油 30g　　可可膏 50g
椰子絲 30g　　可可脂 50g

作法

1. 融化椰子油。
2. 放入椰子絲混合均勻。
3. 填入巧克力模型或製冰盒內，先填1/2高度，放入冷凍30分鐘。
4. 將可可膏、可可脂隔水加熱到完全融化。
5. 填入巧克力模型或製冰盒內至9分滿。
6. 冷凍2小時，取出放在保鮮盒冷藏。

份量　10份

總熱量：**112** 大卡（每份）

營養素	重量(克)	熱量比
碳水化合物	1.9	7%
脂肪	12	89%
蛋白質	1	4%

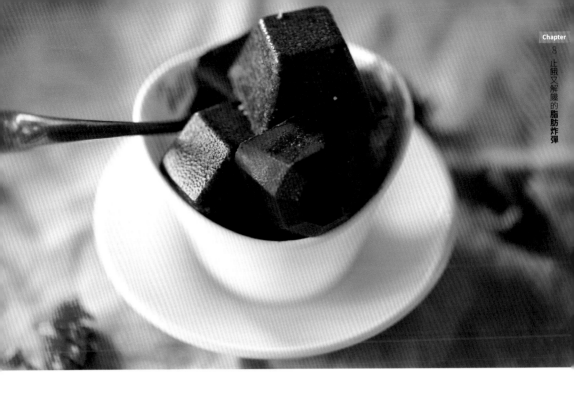

薄荷巧克力

超級簡單，融化可可就可以製作！帶一點薄荷香氣感覺好清爽！

材料

可可脂 100g
可可膏 100g
薄荷精油 10滴

作法

1. 可可脂隔水加熱融化加入薄荷精油，倒入製冰盒1/3高度，放入冷凍庫30分鐘。
2. 可可膏隔水加熱融化，填入製冰盒約九分的高度，放入冷凍庫30分鐘。
3. 取出放在保鮮盒冷藏。

份量　　10份

總熱量：**174**大卡（每份）

營養素	重量(克)	熱量比
碳水化合物	0.7	2%
脂肪	15	95%
蛋白質	1.2	3%

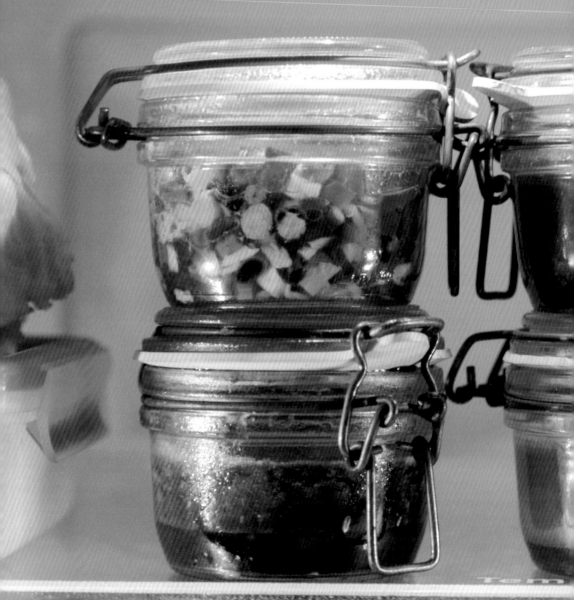

Chapter 9

減醣好油
冰箱常備醬料

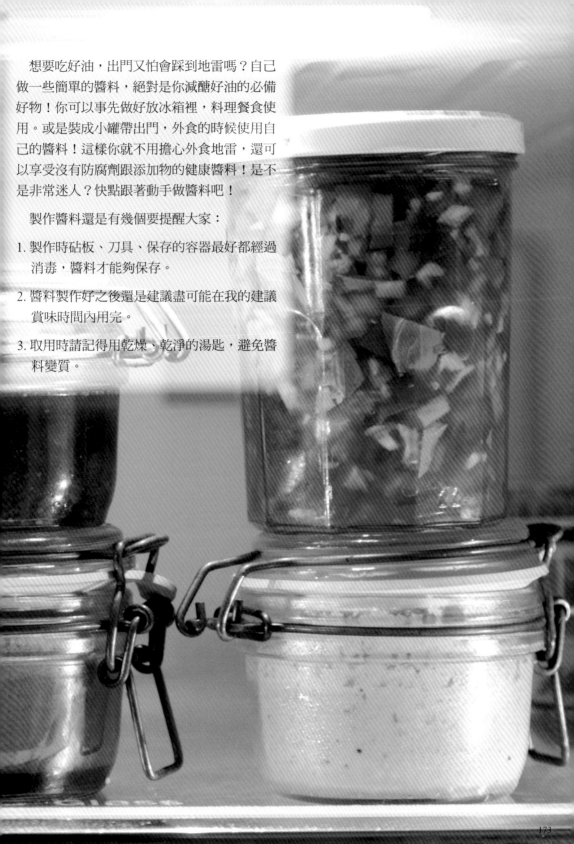

想要吃好油，出門又怕會踩到地雷嗎？自己做一些簡單的醬料，絕對是你減醣好油的必備好物！你可以事先做好放冰箱裡，料理餐食使用。或是裝成小罐帶出門，外食的時候使用自己的醬料！這樣你就不用擔心外食地雷，還可以享受沒有防腐劑跟添加物的健康醬料！是不是非常迷人？快點跟著動手做醬料吧！

製作醬料還是有幾個要提醒大家：

1. 製作時砧板、刀具、保存的容器最好都經過消毒，醬料才能夠保存。

2. 醬料製作好之後還是建議盡可能在我的建議賞味時間內用完。

3. 取用時請記得用乾燥、乾淨的湯匙，避免醬料變質。

五味醬

最適合搭配海鮮的醬料，花枝、小卷、九孔、鮑魚都很適合。

材料

無糖醬油 30g
阿拉伯糖 10g（可使用赤藻醣醇替代）
無糖烏醋 15g
番茄醬 15g
太白胡麻油 20g（或純白芝麻油）
薑末 5g
蒜末 10g
蔥末 10g
辣椒末 5g

作法

1. 蔥、薑、蒜、辣椒用食物調理機打成末。
2. 加入醬油、阿拉伯糖、烏醋、番茄醬、香油，攪打均勻就完成了！

建議賞味期 7天

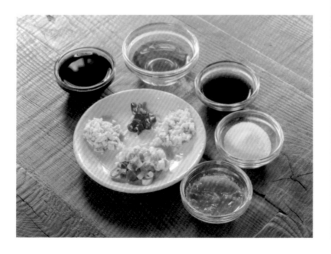

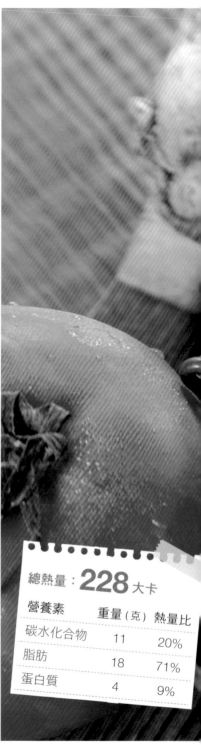

總熱量：**228** 大卡

營養素	重量（克）	熱量比
碳水化合物	11	20%
脂肪	18	71%
蛋白質	4	9%

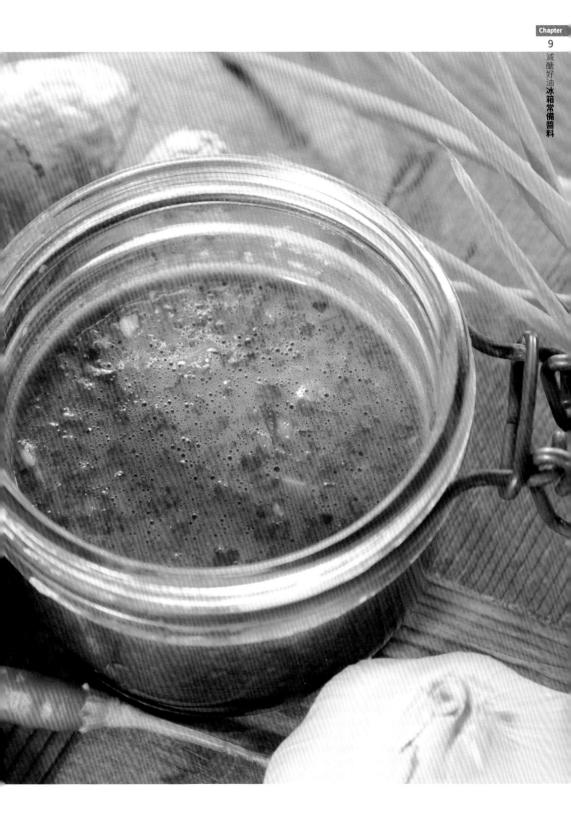

胡麻醬

我最常用的醬料，各式蔬菜還有豬肉都很適合的一款醬料！尤其是菇類川燙後直接拌上，就是超好吃的小菜！

材料

白芝麻 20g（可以用無糖醇芝麻醬替代）
太白胡麻油20g（可以用香油替代）
無糖醬油 20g
烏醋 15g
蒜泥 10g
開水 30g

作法

1. 白芝麻用食物調理機打成芝麻醬。
2. 加入醬油、太白胡麻油、烏醋、蒜泥、開水，用食物調理機攪打均勻就完成了！

建議賞味期　　14天

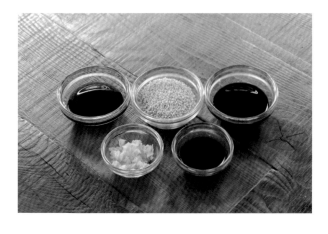

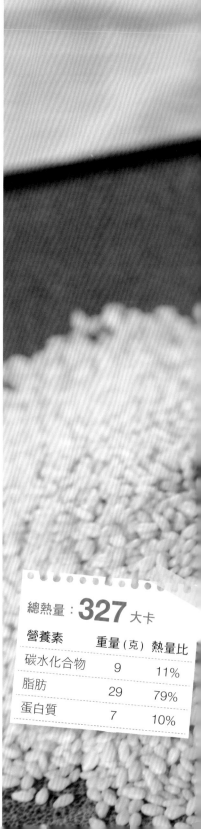

總熱量：**327** 大卡

營養素	重量（克）	熱量比
碳水化合物	9	11%
脂肪	29	79%
蛋白質	7	10%

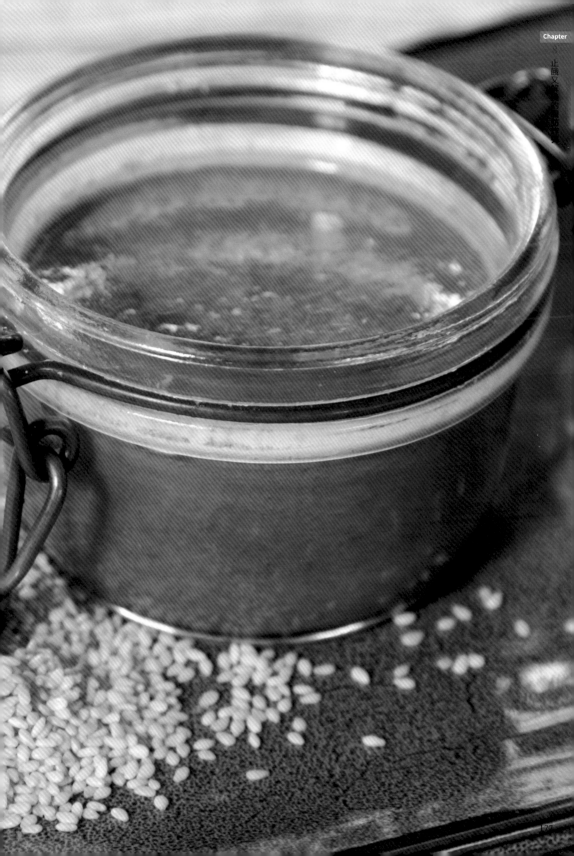

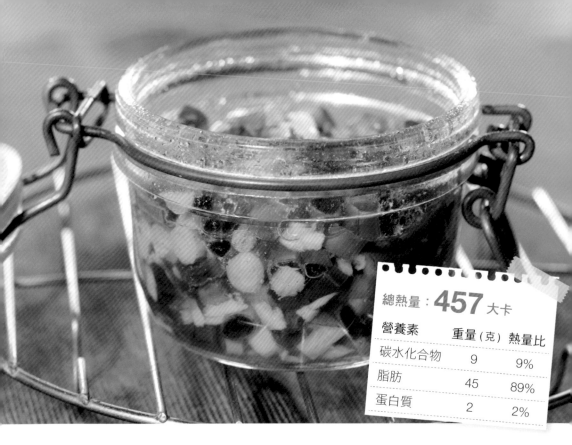

總熱量：**457** 大卡		
營養素	重量（克）	熱量比
碳水化合物	9	9%
脂肪	45	89%
蛋白質	2	2%

蔥油醬

蔥油醬很解膩，適合五花肉切片、白切雞肉！

材料

蔥 100g
橄欖油 50g
薑泥 5g
鹽、胡椒 適量

建議賞味期

冷藏保存14天

作法

1.蔥用食物調理機絞碎，加入薑泥攪拌均勻。
2.將橄欖油加熱到130度，沖進蔥、薑泥中！

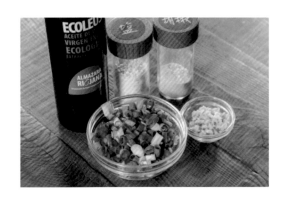

五香烤肉醬

中秋烤肉醬料自己做！除了烤肉可以用，平常拿來醃肉，直接煎或是炒肉絲都好吃！

材料

無糖醬油 100g
葡萄籽油 30g
蒜末 15g
薑泥 5g
阿拉伯糖 15g（可用赤藻醣醇替代）
五香粉 5g
辣椒粉 適量

總熱量：**315** 大卡

營養素	重量（克）	熱量比
碳水化合物	8	11%
脂肪	27	77%
蛋白質	9	12%

作法

1. 蒜、薑用食物調理機打碎。
2. 加入醬油、葡萄籽油、阿拉伯堂、
   五香粉、辣椒粉。

建議賞味期　冷藏保存14天

韓式烤肉醬

韓式香煎豬五花怎麼能沒有韓式烤肉醬，用生菜夾五花肉，沾上這個醬汁就是對味呀！

材料

韓國麻油 30g（也可以用葡萄籽油、白芝麻油替代）
白芝麻 15g　　　無糖醬油 50g
米酒 20g　　　蒜泥 15g
薑泥 5g　　　洋蔥末 20g
阿拉伯糖 20g（可用赤藻醣醇替代）
辣椒粉 適量

總熱量：**445** 大卡

營養素	重量（克）	熱量比
碳水化合物	29	29%
脂肪	39	70%
蛋白質	8	7%

作法

1. 醬油、阿拉伯糖、米酒煮開。
2. 加入蒜泥、薑泥、洋蔥末、白芝
   麻、辣椒粉、麻油攪拌均勻。

建議賞味期　冷藏保存14天

泰式酸辣醬

泰式酸辣醬搭配海鮮料理，或直接當生菜的醬料也很適合唷。

材料

辣椒 10g
蒜末 15g
香菜 15g
洋蔥 15g
檸檬汁 30g
魚露 15g（可以用3g鹽替代）
阿拉伯糖 15g（可以用赤藻糖醇替代）
橄欖油 20g

建議賞味期　冷藏保存7天

作法

1. 辣椒、蒜頭、香菜、洋蔥用食物調理機打碎。
2. 將檸檬汁、魚露、阿拉伯糖加入混合均勻就完成了。

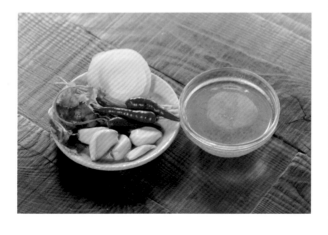

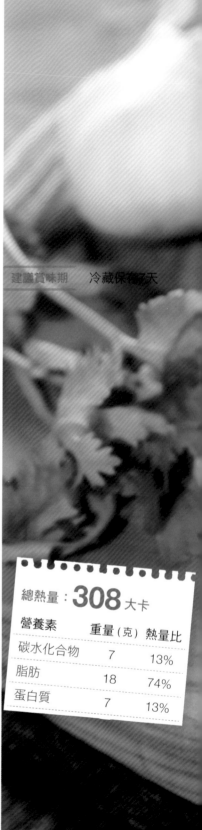

總熱量：**308**大卡

營養素	重量（克）	熱量比
碳水化合物	7	13%
脂肪	18	74%
蛋白質	7	13%

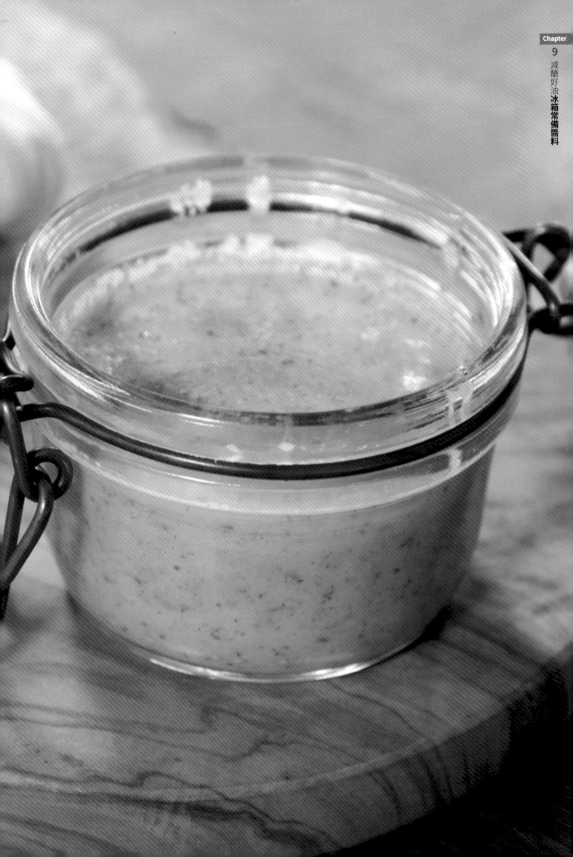

和風沙拉醬

吃膩了油醋醬嘛？換個和風沙拉醬，一樣清爽好吃！我時常會燙肉片拌上這個醬汁，就是一道料理！

材料

芝麻 5g
無糖醬油 15g
無糖白醋 25g
果醋 5g
阿拉伯糖 20g（可用赤藻醣醇替代）
鹽、胡椒 適量
核桃油 20g

總熱量：**219** 大卡

營養素	重量（克）	熱量比
碳水化合物	5	10%
脂肪	20	85%
蛋白質	2	4%

建議賞味期　冷藏保存14天

作法

所有材料混合攪拌均勻就完成了！

越南酸甜醬

和泰式醬料不一樣的就在於這個配方比較甜，適合沾炸物食用。

材料

蒜泥 15g
辣椒 20g
檸檬汁 40g
魚露 15g
冷開水 20g
阿拉伯糖 45g（可以用赤藻糖醇替代）

總熱量：**59** 大卡

營養素	重量（克）	熱量比
碳水化合物	8	51%
脂肪	0	5%
蛋白質	6	44%

建議賞味期　冷藏保存7天

作法

1. 蒜頭、辣椒用食物調理機打碎。
2. 將檸檬汁、魚露、開水、阿拉伯糖加入混合均勻就完成了。

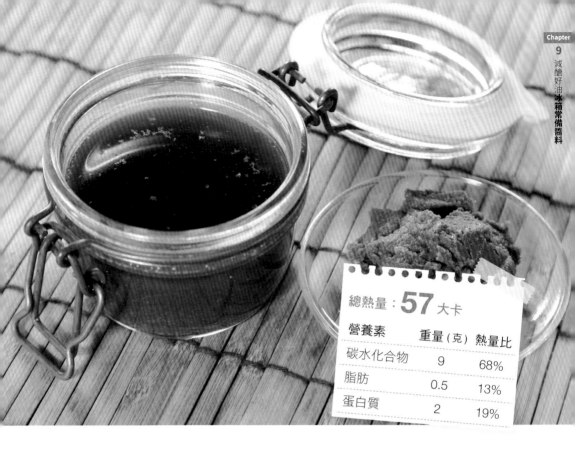

總熱量：**57** 大卡

營養素	重量（克）	熱量比
碳水化合物	9	68%
脂肪	0.5	13%
蛋白質	2	19%

和風味噌醬

川燙豬五花、梅花肉，甚至是松阪肉，只要是豬肉都很適合這個醬料。

材料

白味噌 20g
無糖醬油 10g
水 30g
白醋 20g
果醋 5g

建議賞味期

冷藏保存14天

作法

1. 白味噌先用水調開，
2. 再將所有材料混合攪拌均勻就完成了！

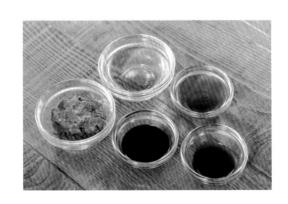

莎莎醬

我喜歡用莎莎醬搭配白身魚料理，直接當生菜的醬料也很適合唷。

材料

番茄切小丁 150g
九層塔 10g
辣椒 10g
洋蔥 20g
蒜末 15g
檸檬汁 20g
橄欖油 30g
Tabasco辣醬 5g
阿拉伯糖 15g（可以用赤藻糖醇替代）

作法

1. 白芝麻用食物調理機打成芝麻醬。
2. 加入醬油、太白胡麻油、烏醋、蒜泥、開水，用食物調理機攪打均勻就完成了！

建議賞味期　冷藏保存7天

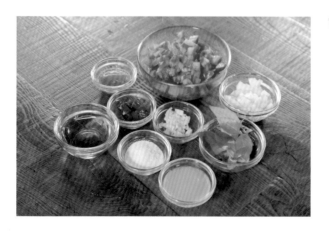

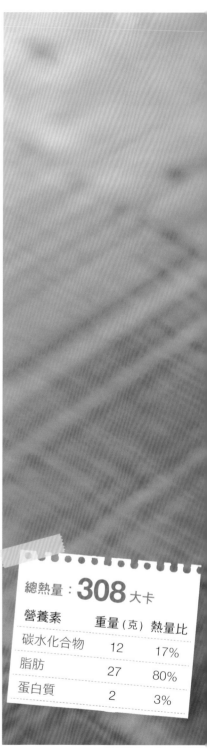

總熱量：**308** 大卡

營養素	重量（克）	熱量比
碳水化合物	12	17%
脂肪	27	80%
蛋白質	2	3%

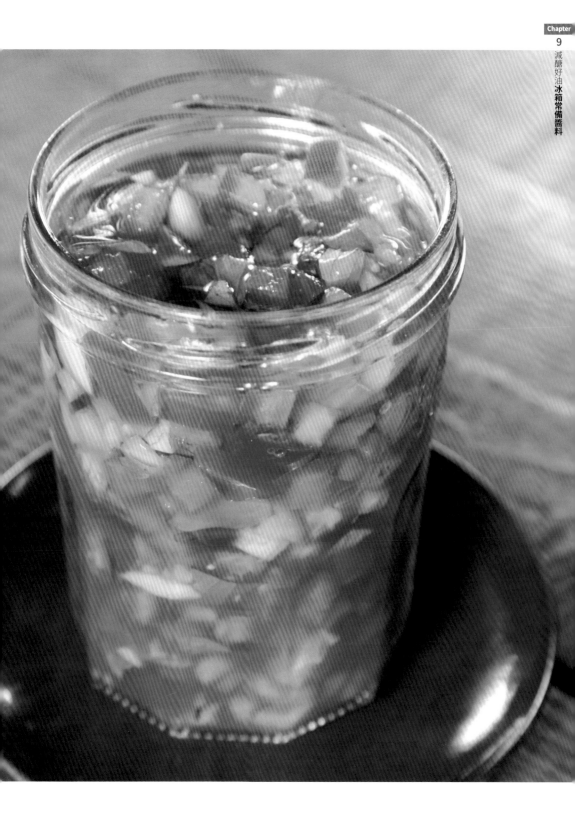

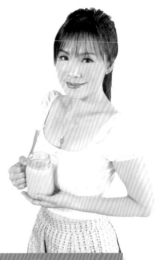

結 語

減醣高脂飲食法
小叮嚀

運動＋飲食，絕對是健康瘦身的最佳組合！

很多朋友會問：「減醣高脂飲食需要搭配運動嗎？」

我會建議大家，運動是提高基礎代謝率以及消耗碳水化合物最棒的方式！因此我會建議大家增加一些你喜歡的運動，例如散步、跑步，如果你願意也可以增加一些重量的訓練。

「運動＋減醣高脂」絕對可以讓你事半功倍！

如果忍不住大開殺戒，吃了太多醣該怎麼辦？

真的忍不住吃了太多的醣，請不要太過沮喪自責，因為減醣高脂飲食本來就應該是一種生活方式，建議你隔天再重新開始就好。

如果你想為當天「超量醣類攝取」做一些事，可以增加一些運動來消耗碳水化合物。

減醣後每天還是很想吃東西，無法克制慾望如何調整？

很多人把「減醣飲食」吃成「低卡飲食」，若是執行低卡當然一定會餓呀！

我建議大家還是要吃飽、吃好！如果真的餓了，打一杯減醣好油綠拿鐵或吃一個脂肪炸彈，至少要求自己「吃對的東西」，不要一餓就找違禁品！

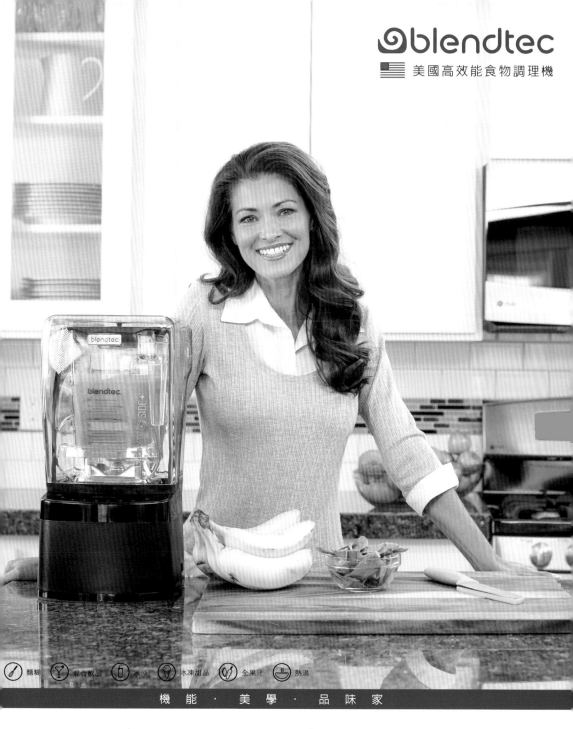

⊙blendtec

🇺🇸 美國高效能食物調理機

機 能 · 美 學 · 品 味 家

麵糊 　混合飲品 　冰沙 　冰凍甜品 　全果汁 　熱湯

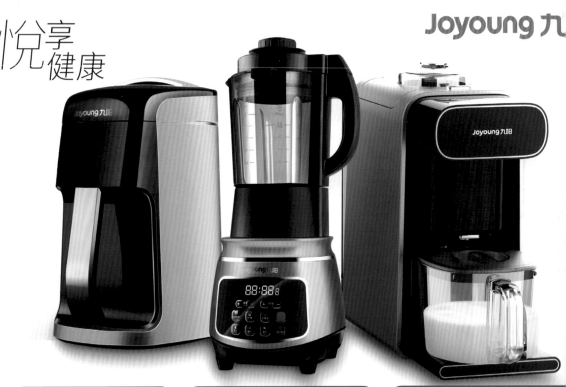

悅享
健康

Joyoung 九

九陽破壁免濾豆漿機　　　九陽高速破壁冷熱調理機　　　九陽免清洗多功能豆漿機

Website　　FACEBO

品牌起源

1994年，當時還是一名教師的九陽創辦人王旭寧辭掉了教書的工作，致力於研發世界第一台全自動豆漿機。因此開始了九陽這份事業，也為"一杯豆漿打天下"的故事拉開了序幕。
至今25年的堅持與努力，15次的自主革新，500多款豆漿機的匠心呈現，讓豆漿機走進了千萬個家庭，代表傳統食文化的豆漿回歸了每個家庭的餐桌，改變了華人的早餐文化。

品牌DNA-健康與創新

健康——是九陽發展的理念。做健康的產品，做健康的企業。九陽在追求健康的道路上砥礪前行。憑良心做產品，是九陽始終恪守的準則。用產品做出好食物，是九陽始終追求的方向。
創新——是九陽最可貴的資產。5217項專利的背後，是一個企業追求創新的堅定信念。九陽一直努力為消費者提供更好更便利的健康廚房解決方案。讓烹飪變得輕鬆，讓表達愛變得簡單，讓廚房成為家庭的中心，是九陽持續追求的目標。

國際設計大獎上的常勝軍
豆漿機國際標準"九陽制定"

繼2012年九陽制訂的豆漿機國際標準發布實施後，陸續又制訂了果汁機與壓麵機等國際標準。而後，國際上多個設計大獎處處都可看到九陽的影子，不僅多款產品榮獲得德國紅點獎與IF獎的殊榮，同時，九陽也是日本G-Mark設計獎的獲獎常客。九陽持續在國際設計舞台上發光發熱，不單是引領了品類新美學的概念，亦表達了九陽強烈的

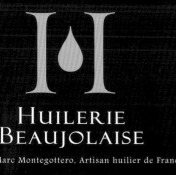

HUILERIE BEAUJOLAISE

Marc Montegottero, Artisan huilier de France

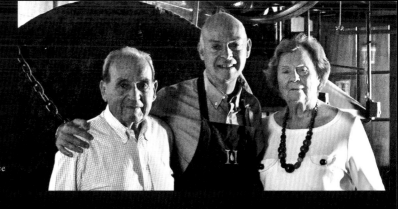

法國經典食材總匯
Authentique Terroir & Tradition

AT&T 源自於三個法文單字

Authentique 真實
提供實在天然無添加的優質產品

Terroir 風土
選自特定地區、氣候、地勢產出的特色產品

Tradition 傳統
選用傳統的方式製作，非工廠大量製造

營業時間：星期一 ~ 星期五
上午 9:00 - 下午 6:00

地址：台北市士林區中山北路五段685號7樓

☎ ：(886) 02-28363061

⑤ ：AT&T法國經典食材總匯

f ：AT&T法國經典食材總匯

⊙ ：AT&T法國經典食材總匯

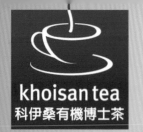

khoisan tea
科伊桑有機博士茶

無咖啡因X低醣　互補飲食新概念

　　博士茶(Rooibos Tea)是一種有機草本植物茶，100%不含咖啡因，內含富礦物質，幫助入睡、調整體質，6個月以上BABY至全齡層可飲用。

　　全系列產品為無醣茶飲，不含碳水化合物，可補足因低醣飲食缺少的多種物質與水分，做為關注健康的飲食者，在進行減醣運動期間的最佳營養飲品。

家樂福線上商城　　科伊桑官方纖

科伊桑有機博士茶
代理商：和申田有限公司 HST Co., Ltd.
TEL：02-2799-3280
地址：台北市內湖區江南街71巷16弄7號1樓

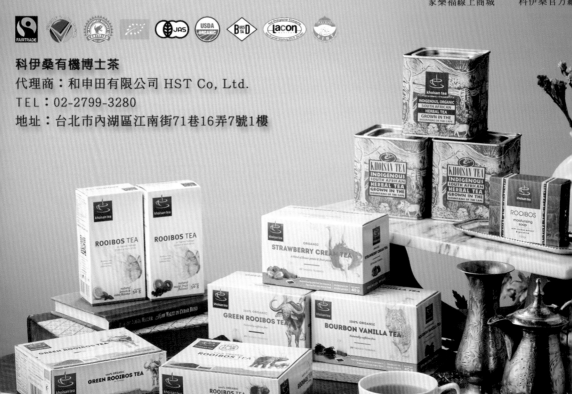

減醣好油綠拿鐵

2020/1/31（郵戳為憑）前填好抽獎回函資料，
寄回常常生活文創，您就有機會得到以下大獎！

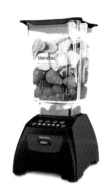

Blendtec 高效能食物調理機 經典575
價值26300*2名

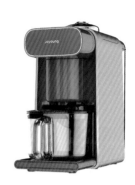

九陽免清洗多功能破壁豆漿機(DJ10M-K96)
價值19900*1名

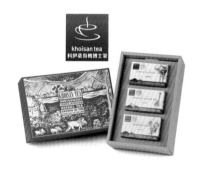

科伊桑 經典博士茶禮盒三入組
價值1420*4名

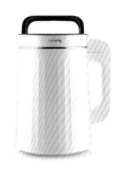

九陽多功能豆漿機(DJ13M-G1)
價值5290*3名

姓名：_____　　電話：_____

Email：_____

地址：_____

在何處購買此書？_____

◆ 以上贈品感謝Blendtec、九陽、科伊桑贊助
◆ 本活動抽獎贈品價值若超過新台幣2萬元，中獎人需負擔10%稅金
◆ 得獎名單將於2020年2月中公布於常常生活文創官網、常常好食臉書

請貼郵票

10650
台北市大安區信義路2段130號

常常生活文創 收

請沿虛線剪下，貼上郵票，寄回本公司

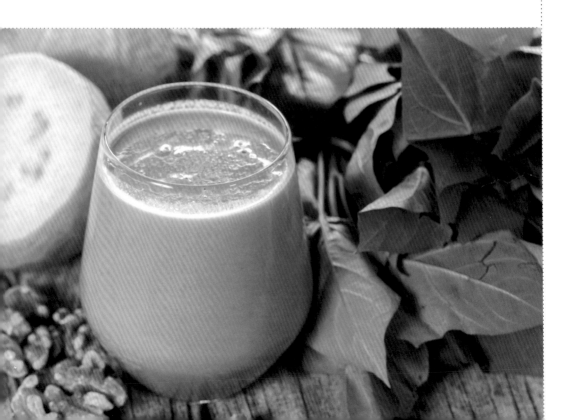